特定非営利活動法人 日本歯周病学会　編

糖尿病患者に対する
歯周治療ガイドライン

2023
Periodontal Treatment Guidelines
for Patients with Diabetes
(Revised Version 3)

改訂第3版

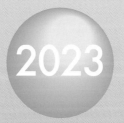

2023

医歯薬出版株式会社

2

改訂第3版の刊行に寄せて

　日本歯周病学会は，糖尿病患者に対する歯周治療を明確に示すためのガイドラインを提供するために，2009年に「糖尿病患者に対する歯周治療ガイドライン」の初版を発刊しました．6年後の2015年には改訂第2版を発刊し，基本的に初版を踏襲した内容ですが，5年間の新たな研究成果を加えるとともに，クエスチョン（Q）とクリニカルクエスチョン（CQ）を見直し，モチベーション維持のための患者説明を念頭に置いてQの数が増やされました．

　改訂第2版の刊行から8年が経過し，最新のエビデンスに基づいた研究成果を盛り込み，改訂第3版がこの度刊行されることになりました．

　改訂第3版は，7つのQと8つのCQで構成され，現在の高齢社会に向けて，高齢の糖尿病患者に関する2つのQが追加されています．

　改訂第2版では，糖尿病患者は1型か2型に関わらず，非糖尿病者に比較して有意に歯周病の発症率が高く，また糖尿病は歯周病を増悪させると判定されました．改訂第3版では，これらのエビデンスレベルの再検討に加え，妊娠糖尿病と歯周病の関連も検討されています．また，改訂第2版の序文に"糖尿病患者に対する歯周治療における抗菌療法の併用効果については，明確なコンセンサスを導き出すことが困難であり，学会として取り組むべき重要課題の一つとすべきであるとの結論を得た"と記載されており，改訂第3版のCQ2「糖尿病患者に対する歯周治療で抗菌療法の併用は有効か？」では，新たなエビデンスの収集と，これまで蓄積されているRCT試験に対するメタ解析が行われ，統計学的な再評価が行われました．

　本ガイドラインを基盤として，糖尿病患者に対する歯周治療の正しい理解と，高齢者を含む糖尿病患者に対する適切な歯周治療が行われることで，国民の口腔保健の向上のみならず，全身の健康維持，増進に寄与することを期待しています．

　最後に，本ガイドラインの編纂に尽力頂いた，日本歯周病学会ペリオドンタルメディシン委員会の西村英紀委員長，作成ワーキンググループの先生方，ならびに医歯薬出版の編集部の皆様に深く感謝いたします．

2023年3月

特定非営利活動法人　日本歯周病学会
理事長　小方　頼昌

改訂第3版　序文

　このたび改訂第2版（2015年3月20日発行）から6年を経た，2021年4月からほぼ2年間をかけて改訂第3版の改訂作業を進めてきた．作業は主として日本歯周病学会ペリオドンタルメディシン委員会のメンバーが担当した．

　今回の改訂では，Mindsの診療ガイドライン作成マニュアル2020 ver. 3.0に準じて，最終的にGRADEシステムに則りパネル会議において推奨の強さを決定した．また，内科医向けの日本糖尿病学会による『糖尿病診療ガイドライン2019』の「糖尿病と歯周病」のコンテンツとの整合性も考慮した．また，改訂第2版ではワーファリンについてのみの言及であった休薬に関して，改訂第3版では直接作用型経口抗凝固薬（DOAC）等の他の薬剤についても言及した．さらに，本課題を含むCQ7「糖尿病患者の歯周基本治療で抗血栓薬は中止すべきか？」においては，日本循環器学会に専門家としての意見を依頼した．快くレビューをいただいた関係諸先生方に厚く御礼申し上げたい．

　なお，このたびの改訂で採用に至らなかったCQとして，「咀嚼機能の向上による血糖コントロールの改善効果」があげられる．これは主として，①いまだにエビデンスが不足していること，②咀嚼機能の低下が歯周病のみによってもたらされるものではないことから，歯周病とそれ以外の要因を明確に分けることが困難であったことによるものである．しかしながら，高齢化が進む日本において，早期のインスリン分泌（いわゆるcephalic phase insulin release）は低栄養回避の観点から非常に重要であり，今後はよりいっそう基礎・臨床研究を推進し，検討を重ねる必要があろう．糖尿病領域においても高齢者の糖尿病が増加していること，一般に高齢者の糖尿病では過栄養に加え低栄養も問題になること，また高齢者の歯周病として一括りにまとめることが困難であるほど多様性に富むと考えられることから，糖尿病患者に対する歯周治療も新たな段階に入るものと予想される．さらなるエビデンスの集積に努めたい．

日本歯周病学会ペリオドンタルメディシン委員会

委員長　西村　英紀

執筆者一覧 (五十音順)

■執筆者

委員長　西村　英紀　　九州大学大学院歯学研究院口腔機能修復学講座歯周病学分野

青山　典生　　神奈川歯科大学歯学部臨床科学系歯科保存学講座歯周病学分野
稲垣　幸司　　愛知学院大学短期大学部歯科衛生学科
梅﨑陽二朗　　福岡歯科大学総合歯科学講座高齢者歯科学分野
讚井　彰一　　九州大学病院歯周病科
白方　芳典　　鹿児島大学大学院医歯学総合研究科歯周病学分野
鈴木　茂樹　　東北大学病院歯周病科
高橋　慶壮　　奥羽大学歯学部歯科保存学講座歯周病学分野
富田　幸代　　東京歯科大学歯周病学講座
内藤　　徹　　福岡歯科大学総合歯科学講座高齢者歯科学分野
中川　種昭　　慶應義塾大学医学部歯科・口腔外科学教室
長澤　敏行　　北海道医療大学歯学部臨床教育管理運営分野
中島　貴子　　なかじま歯科クリニック
二宮　雅美　　徳島大学大学院医歯薬学研究部歯周歯内治療学分野
沼部　幸博　　日本歯科大学生命歯学部歯周病学講座
林　丈一朗　　明海大学歯学部口腔生物再生医工学講座歯周病学分野
水谷　幸嗣　　東京医科歯科大学大学院医歯学総合研究科歯周病学分野
水野　智仁　　広島大学大学院医系科学研究科歯周病態学研究室
三辺　正人　　文教通り歯科クリニック
山下　明子　　九州大学大学院歯学研究院口腔機能修復学講座歯周病学分野
山本　直史　　岡山大学病院歯科・総合歯科部門

■執筆協力者
深谷　千絵　　慶應義塾大学医学部歯科・口腔外科学教室

糖尿病患者に対する歯周治療ガイドライン　改訂第3版　2023

目次 Questions, Clinical Questions

Q

CQ

序章
糖尿病患者に対する歯周治療ガイドラインについて

1. 作成の目的

　糖尿病に罹患した患者の歯周治療を安心・安全に行い，患者の QOL の向上に寄与するとともに，歯周組織を含む口腔はもとより全身の健康増進を支援することを目的に本ガイドラインを策定した．

2. 作成目標

　歯周病を合併した糖尿病患者を中心とした医療を目指すための診療ガイドラインであり，当該患者が安心して受診できることを目標としている．可能な限り現存のエビデンスの確実性を示し，推奨と推奨の強さには GRADE システムにより患者の価値観と希望を反映するように努めた．

3. 基本姿勢

　本ガイドラインは，患者および一般の歯科医療従事者の意思決定を支援するものであるが，推奨を強制するものではない．患者や歯科医師以外にも家族や他の医療従事者が様々な状況で参照されたい．推奨および推奨の強さは前項に記載の執筆者のパネル会議で決定したが，これらはあくまで意思決定を支援するものである．本診療ガイドラインの内容に関しては，特定非営利活動法人日本歯周病学会が責任を持つが，記載の治療により生じた結果について学会が責任を負うものではない．

4. 作成の経緯

　本ガイドラインは改訂第 3 版となるが，前版から 6 年以上が経過し，本分野におけるエビデンスの集積は日進月歩であることから，改訂版の作成は急務であった．また診療ガイドライン作成マニュアルも改訂が重ねられ，最新のマニュアルに基づく改訂が望まれた．今回のガイドラインは，GRADE システムに則り作成したものである．

5. 対象

　対象は糖尿病患者（1 型，2 型含む）における歯周治療である．

6. 利用者

　利用者は該当患者ならびにその家族，一般の歯科医師および関連する医療従事者である．

7. 作成者

　前項に執筆者として記載した．

8. 作成者の利益相反

　前項執筆者一覧に続いて一括して記載した．

9. 資金提供者・スポンサー

　本診療ガイドラインは，すべて特定非営利活動法人日本歯周病学会の事業費により作成された．作成にあたり，学会賛助会員を含む企業や製薬会社等からの資金援助は一切受けていない．

10．公開の取り組み

　本診療ガイドラインは，学会ホームページで公表するとともに，書籍として出版する予定である．さらに，学会の広報活動等を通して普及に努める．また，公益財団法人日本医療機能評価機構 Minds ガイドラインライブラリに収載を予定している．

11．更新の計画

　本診療ガイドラインは改訂第 3 版となるが，今後も新たなエビデンスを反映し，5〜6 年ごとに更新するものとする．尚，更新の期間については，エビデンスの集積程度に応じて，適宜期間を設定する．特定非営利活動法人日本歯周病学会ペリオドンタルメディシン委員会では，本ガイドラインの公開後も，新規のエビデンスの系統的な把握に努め，更新時の資料の収集に努める．部分的な更新が必要と判断された場合は，学会理事会の議を経て，学会ホームページに掲載する．

12．外部評価

　本診療ガイドラインは，公開に先立って草案全体について外部評価を受けた．外部評価者は診療ガイドライン作成専門家である歯科医師とし，AGREE Ⅱを用いた評価を実施した．評価は「対象と目的」「利害関係者の参加」「作成の厳密さ」「提示の明確さ」「適用可能性」「編集の独立性」の 6 領域と「全体評価」について行った．最終稿の完成前に，外部評価者の意見に従って修正可能な点は本ガイドラインに反映させた．

13．外部評価者
　臨床歯科医師
　　木森　久人：神奈川県足柄下郡湯河原町開業
　ガイドライン作成専門家
　　湯浅　秀道：豊橋医療センター
　　南郷　里奈：東京医科歯科大学大学院医歯学総合研究科健康増進学分野

Q1 糖尿病患者では歯周病の発症頻度が増加するか？

A 糖尿病患者では歯周病の発症頻度は増加する.

背景・目的:

厚生労働省の令和元年国民健康・栄養調査の糖尿病に関する状況によると，日本における「糖尿病が強く疑われる者」の割合は男性19.7％，女性10.8％である．この10年間でみると男女とも有意な増減はみられず，年齢階級別にみると年齢が高い層でその割合が高いと報告されている[1]．糖尿病は成因（発症機序）により，①1型糖尿病，②2型糖尿病，③その他の特定の機序，疾患によるもの，④妊娠糖尿病に分類[2]され，日本における妊娠糖尿病の頻度は2010年診断基準の変更により増加傾向にある[3]．

糖尿病は，網膜症，腎症，神経障害などの合併症を引き起こし，また虚血性心疾患，脳卒中などの動脈硬化性疾患の発症や進行に関与することが知られている．このような合併症は患者のQOLを著しく低下させるのみでなく，医療経済的にも大きな負担を社会に強いており，対策が求められている．口腔領域においても，歯周病が糖尿病患者に高頻度にみられることから，合併症と認識され，糖尿病と歯周病の関連について多くの研究が実施されてきた．日本歯周病学会発行『糖尿病患者に対する歯周治療ガイドライン　改訂第2版　2014』では，糖尿病患者は1型か2型に関わらず，非糖尿病者に比較して有意に歯周病の発症率が高いとされ，この関係についてはエビデンスレベル2と判定されている[4]．このたびの改訂にあたり，初版・改訂第2版では検討されていなかった妊娠糖尿病と歯周病の関連を，また第2版発行以降に行われた研究を調べ，エビデンスレベルが変化したか否かについて再検討を行った．

解　説:

今回の文献検索では糖尿病患者と非糖尿病者の歯周組織の状態を比較した研究に注目して検討した．

2型糖尿病を高い頻度で発症するピマインディアンを対象に2年間隔で歯周病の新規発症率を6年間調べたところ，2型糖尿病患者は非糖尿病者に比較して，歯周病発症率が2.6倍高いことが報告されている[5]．台湾での歯周病健診受診者（35～44歳）の5年間の追跡調査によると，歯周病の累積発生率曲線では，前糖尿病と2型糖尿病者は非糖尿病者と比較すると歯周病の発症リスクを大幅に増加した[6]．また，米国国民健康栄養調査（NHANES）では糖尿病を有する者は歯周炎の有病率が高いことが示され[7]，さらにSusantoらは2型糖尿病患者がより重度の歯周炎を有すると報告している[8]．

Wuらは2型糖尿病と歯周炎の疫学的関係を系統的に検討することを目的に，MEDLINEを含む4つの電子データベースから2018年12月までの論文を53抽出した．その中から6つのコホート研究を対象に，2型糖尿病患者の歯周炎発症率について2つのメタアナリシスを行った．その結果，4つの研究のメタアナリシスでは2型糖尿病が歯周炎の発症リスクを34％上昇させた．また，2つの研究のメタアナリシスでは十分にコントロールされた2型糖尿病患者は歯周炎の発症リスクを増加しないが，コントロール不十分な2型糖尿病患者は歯周炎の発症率を増加すると報告している[9]．

　　台湾の国民健康保険研究データベース（NHIRD）を用いた研究では，1型糖尿病患者は，非糖尿病者と比較して歯肉炎を発症するリスクが1.47倍，歯周炎を発症するリスクが1.66倍となった[10]．

　　Dicembriniらは1型糖尿病患者と一般集団を比較して，歯周病の有病率および重症度を評価するためメタアナリシスを行った．MEDLINEを含む3つの電子データベースから2019年10月までの論文を検索した．11の研究（横断研究8つ，コホート研究2つ，後ろ向き研究1つ）から1型糖尿病患者の歯周病の有病率は18.5％であった．また，一般集団と比較した1型糖尿病患者における歯周病のMantel-Haenszelオッズ比は2.51であったと報告している[11]．

　　妊娠糖尿病と歯周炎の関連についてのシステマティックレビューでは4つの横断研究（オッズ比1.67，95％信頼区間1.20-2.32）と2つの症例対照研究[12,13]（オッズ比2.66，95％信頼区間1.52-4.65）のメタアナリシスで歯周炎と妊娠糖尿病との間に有意な関連があったが，もう1つの症例対照研究[14]を含める（オッズ比1.69，95％信頼区間0.68-4.21）と有意性はなかった．この分析結果の違いはサンプル数の違いなどであり，結論としては歯周炎と妊娠糖尿病との間に正の関連があることを肯定することはできないとしている[15]．

　　1型・2型・妊娠糖尿病を含んだ27論文のメタアナリシスでは，歯周炎の有病率が糖尿病患者では67.8％，非糖尿病者で35.5％（オッズ比1.85，95％信頼区間1.61-2.11）で糖尿病患者において高い[16]．Nacimentoらのメタアナリシスでは糖尿病が歯周炎の発生または進行のリスクを86％増加させると報告している[17]．

　　また今回の改訂では歯周病患者における糖尿病の発症に関しては考察していないが，歯周病と糖尿病の双方向の関連についてコホート研究のメタアナリシスによると，糖尿病患者では歯周病の発生率が24％増加し，歯周炎患者では糖尿病を発症する相対リスクが26％上昇したと報告している[18]．また欧州歯周病連盟（EFP）と米国歯周病学会（AAP）の最新レビューでは歯周炎に罹患した者は，罹患していない者と比較して2型糖尿病を発症する可能性が高い（ハザード比1.19-1.33）としている[19]．

　　以上のことから1型・2型糖尿病患者は非糖尿病者と比較して有意に歯周病の発症率が高いといえる．妊娠糖尿病患者に関しては歯周病との関連についてさらなる研究が必要である．エビデンスレベルは2となり，次項の「糖尿病患者では歯周病の増悪がみられるか？」のQ2と併せ考察すると，糖尿病は歯周病の発症リスクを上げると考えてよい．

文献ストラテジー：

　　電子文献データベースとして，PubMedを検索した．PubMedに用いた検索ストラテジーは，"Diabetes Mellitus"［MeSH Terms］AND "Prevalence"［Mesh Terms］AND "Periodontal Disease"［MeSH Terms］Filters；Humansで，関連のある論文を抽出した後，その論文の参考文献リストについても内容の検討を行った．主要な情報として，歯周病の罹患および進行に関する糖尿病患者群と非糖尿病者群の比較検討を採取した．

seq.	terms and strategy	hits
#1	"Diabetes Mellitus"［MeSH Terms］	453,398
#2	"Prevalence"［Mesh Terms］	315,348
#3	"Periodontal Disease"［MeSH Terms］	90,554
#4	#1 AND #2 AND #3 Filters：Humans	183

最終検索日2021年9月3日

参考文献：

1．厚生労働省健康局健康課栄養指導室：令和元年国民健康・栄養調査結果の概要．p 49.
https://www.mhlw.go.jp/content/000711005.pdf

2．清野　裕，南條輝志男，田嶼尚子，門脇　孝，柏木厚典，荒木栄一，伊藤千賀子，稲垣暢也，岩本安彦，春日雅人，花房俊昭，羽根勝計，植木浩二郎：糖尿病の分類と診断基準に関する委員会報告（国際標準化対応版）．糖尿病，55：485-504，2012.

3．増本由美，増山　寿，杉山　隆，豊田長康，平松祐司：新しい妊娠糖尿病診断基準採用による妊娠糖尿病の頻度と周産期予後への影響．糖尿病と妊娠，10：88-91，2010.

4．日本歯周病学会編：糖尿病患者に対する歯周治療ガイドライン，改訂第2版．東京，2014.

5．Nelson RG, Shlossman M, Budding LM, Pettitt DJ, Saad MF, Genco RJ, Knowler WC : Periodontal disease and NIDDM in Pima Indians. Diabetes Care, 13 : 836-840, 1990.

6．Chiu SY, Lai H, Yen AM, Fann JC, Chen LS, Chen HH : Temporal sequence of the bidirectional relationship between hyperglycemia and periodontal disease : a community-based study of 5,885 Taiwanese aged 35-44 years (KCIS No. 32). Acta Diabetol, 52 : 123-131, 2015.

7．Liu Y, Bie R, Iwasaki LR, Nickel JC : Prevalence differentiations of periodontitis by diabetic status among US adults. J Diabetes, 10 : 896-898, 2018.

8．Susanto H, Nesse W, Dijkstra PU, Agustina D, Vissink A, Abbas F : Periodontitis prevalence and severity in Indonesians with type 2 diabetes. J Periodontol, 82 : 550-557, 2011.

9．Wu CZ, Yuan YH, Liu HH, Li SS, Zhang BW, Chen W, An ZJ, Chen SY, Wu YZ, Han B, Li CJ, Li LJ : Epidemiologic relationship between periodontitis and type 2 diabetes mellitus. BMC Oral Health, 20 : 204, doi : 10.1186/s12903-020-01180-w, 2020.

10．Sun KT, Chen SC, Lin CL, Hsu JT, Chen IA, Wu IT, Palanisamy K, Shen TC, Li CY : The association between Type 1 diabetes mellitus and periodontal diseases. J Formos Med Assoc, 118 : 1047-1054, 2019.

11．Dicembrini I, Serni L, Monami M, Caliri M, Barbato L, Cairo F, Mannucci E : Type 1 diabetes and periodontitis : prevalence and periodontal destruction-a systematic review. Acta Diabetol, 57 : 1405-1412, 2020.

12．Xiong X, Elkind-Hirsch KE, Vastardis S, Delarosa RL, Pridjian G, Buekens P : Periodontal disease is associated with gestational diabetes mellitus : A case-control study. J Periodontol, 80 : 1742-1749, 2009.

13．Chokwiriyachit A, Dasanayake AP, Suwannarong W, Hormdee D, Sumanonta G, Prasertchareonsuk W, Wara-Aswapati N, Combellick J, Pitiphat W : Periodontitis and gestational diabetes mellitus in non-smoking females. J Periodontol, 84 : 857-862, 2013.

14．Esteves Lima PR, Miranda Cota LO, Costa FO : Association between periodontitis and gestational diabetes mellitus : a case-control study. J Periodontol, 84 : 1257-1265, 2013.

15．Esteves Lima RP, Cyrino RM, de Carvalho Dutra B, Oliveira da Silveira J, Martins CC, Miranda Cota LO, Costa FO : Association between periodontitis and gestational diabetes mellitus : systematic review and meta-analysis. J Periodontol, 87 : 48-57, 2016.

16．Zheng M, Wang C, Ali A, Shih YA, Xie Q, Guo C : Prevalence of periodontitis in people clinically diagnosed with diabetes mellitus : a meta-analysis of epidemiologic studies. Acta Diabetol, 58 : 1307-1327, 2021.

17．Nascimento GG, Leite FRM, Vestergaard P, Scheutz F, López R : Does diabetes increase the risk of periodontitis? A systematic review and meta-regression analysis of longitudinal prospective studies. Acta Diabetol, 55 : 653-667, 2018.

18．Stöhr J, Barbaresko J, Neuenschwander M, Schlesinger S : Bidirectional association between periodontal disease and diabetes mellitus : a systematic review and meta-analysis of cohort studies. Sci Rep, 11 : 13686, doi : 10.1038/s41598-021-93062-6, 2021.

19．Graziani F, Gennai S, Solini A, Petrini M : A systematic review and meta-analysis of epidemiologic observational evidence on the effect of periodontitis on diabetes An update of the EFP-AAP review. J Clin Periodontol, 45 : 167-187, 2018.

関係論文の構造化抄録：

1）Nelson RG, Shlossman M, Budding LM, Pettitt DJ, Saad MF, Genco RJ, Knowler WC : Periodontal disease and NIDDM in Pima Indians.
Diabetes Care, 13 : 836-840, 1990.

目　　　　　的：2型糖尿病患者群と非糖尿病者群の歯周病の発症率を比較する．
研究デザイン：横断研究
研　究　施　設：米国の大学病院
対　　　　　象：米国ピマインディアン　2,273人

2型糖尿病患者　720人

非糖尿病者　　1,553人

曝　　　　　露：糖尿病

主要評価項目：喪失歯数，エックス線での歯槽骨吸収率

結　　　　　果：2型糖尿病患者は非糖尿病者と比較して歯周病発症率は2.6倍高い．

結　　　　　論：糖尿病と歯周病は関係がある．

（レベル4）

2）Chiu SY, Lai H, Yen AM, Fann JC, Chen LS, Chen HH：

Temporal sequence of the bidirectional relationship between hyperglycemia and peri-odontal disease：a community-based study of 5,885 Taiwanese aged 35-44 years（KCIS No. 32）.

Acta Diabetol, 52：123-131, 2015.

目　　　　　的：高血糖（糖尿病含む）と歯周病の双方向の関係を明らかにする．

研究デザイン：前向きコホート研究

研 究 施 設：台湾の大学病院

対　　　　　象：台湾基隆市地域方式統合健診受診者（2003～2008年）

35～44歳の5,885人

曝　　　　　露：糖尿病

主要評価項目：CPI

結　　　　　果：歯周病の発生率は，2型糖尿病，前糖尿病（空腹時血糖値100～125mg/dL），非糖尿病者それぞれ1,000人あたり171.8，131.5，104.2人であった．また歯周病の累積発生率曲線では，前糖尿病と2型糖尿病者は非糖尿病者と比較すると歯周病の発症リスクが大幅に増加する．

結　　　　　論：前糖尿病または糖尿病者はいずれも35～44歳の成人において歯周病のリスクを高める．

（レベル2）

3）Liu Y, Bie R, Iwasaki LR, Nickel JC：

Prevalence differentiations of periodontitis by diabetic status among US adults.

J Diabetes, 10：896-898, 2018.

目　　　　　的：糖尿病を有する者の歯周炎の有病率を調査する．

研究デザイン：横断研究

研 究 施 設：イースト・テネシー州立大学

対　　　　　象：米国国民健康栄養調査（NHANES）参加者（2009～2014年）

HbA1c≧6.5%，空腹時血糖値≧126mg/dL，食後2時間血糖値≧200mg/dL または医師や医療専門家により糖尿病と診断された者のいずれかの集団　　　　　　　　　2,119人

上記の条件以外の集団　8,616人

曝　　　　　露：糖尿病

主要評価項目：クリニカルアタッチメントロス，プロービングデプス（PD）

結　　　果：糖尿病を有する者は糖尿病ではない者と比較して軽度から重度（57.18％
　　　　　　対 45.96％）および中等度から重度（35.83％対 22.77％）の歯周炎の有病率
　　　　　　が有意に高い．

結　　　論：糖尿病を有する者は歯周炎の有病率が高い．
　　　　　　（レベル 4）

4）Susanto H, Nesse W, Dijkstra PU, Agustina D, Vissink A, Abbas F：
　 Periodontitis prevalence and severity in Indonesians with type 2 diabetes.
　 J Periodontol, 82：550-557, 2011.

目　　　的：2 型糖尿病患者における歯周炎の有病率および重症度を非糖尿病者と比
　　　　　　較する．

研究デザイン：横断研究

研 究 施 設：インドネシアの 3 つの病院

対　　　象：2 型糖尿病患者　78 人
　　　　　　非糖尿病者　　　65 人

曝　　　露：糖尿病

主要評価項目：PD，クリニカルアタッチメントレベル（CAL），プロービング時の出血
　　　　　　（BOP），歯周炎症表面積（PISA），ポケット上皮の表面積（PESA）

結　　　果：歯周炎（PD 4 mm と CAL 3 mm および PD 5 mm と CAL 2 mm の部位を
　　　　　　1 か所有する者）の有病率は，非糖尿病者と比較して 2 型糖尿病患者にお
　　　　　　いて有意に高く，オッズ比は 5.0 および 6.1 であった．また，歯周パラメー
　　　　　　ターにおいては 2 型糖尿病患者のほうがより歯周炎が重度であった．

結　　　論：2 型糖尿病患者は歯周炎の有病率が高く，より重度の歯周炎を有する．
　　　　　　（レベル 4）

5）Sun KT, Chen SC, Lin CL, Hsu JT, Chen IA, Wu IT, Palanisamy K, Shen TC, Li CY：
　 The association between Type 1 diabetes mellitus and periodontal diseases.
　 J Formos Med Assoc, 118：1047-1054, 2019.

目　　　的：1 型糖尿病患者の歯周病のリスクを調査する．

研究デザイン：後ろ向きコホート研究

研 究 施 設：台湾の大学

対　　　象：台湾の国民健康保険研究データベース（NHIRD）の 40 歳未満の
　　　　　　1 型糖尿病患者　4,248 人
　　　　　　非糖尿病者　　　16,992 人

曝　　　露：糖尿病

主要評価項目：国際疾病分類 ICD-9 コード　歯肉炎（523.0 および 523.1）
　　　　　　　　　　　　　　　　　　　　 歯周炎（523.2 および 523.4）

結　　　果：1 型糖尿病患者は，非糖尿病者と比較して歯肉炎を発症するリスクが 1.47
　　　　　　倍，歯周炎を発症するリスクが 1.66 倍となった．

結　　　　論：1型糖尿病患者は，非糖尿病者と比較して歯周病の発症リスクが高い．
　　　　　　（レベル3）

6）Xiong X, Elkind-Hirsch KE, Vastardis S, Delarosa RL, Pridjian G, Buekens P :
Periodontal disease is associated with gestational diabetes mellitus : A case-control study.
J Periodontol, 80 : 1742-1749, 2009.

目　　　　的：妊婦の歯周病が妊娠糖尿病と関連しているかどうか調べる．
研究デザイン：症例対照研究
研 究 施 設：米国の大学
対　　　　象：妊娠糖尿病患者　　53人
　　　　　　　妊娠非糖尿病者　106人
曝　　　　露：糖尿病
主要評価項目：PD, CAL, BOP
結　　　　果：歯周炎を有する割合は，妊娠糖尿病患者で77.4%，妊娠非糖尿病者で
　　　　　　　57.5%，オッズ比2.5であった．PDおよびCALの平均は，妊娠非糖尿病
　　　　　　　者より妊娠糖尿病患者で有意に高かった．BOPを有する部位の数および
　　　　　　　割合は，妊娠非糖尿病者より妊娠糖尿病患者で高かった．
結　　　　論：歯周病は妊娠糖尿病と関連している．
　　　　　　（レベル3）

7）Chokwiriyachit A, Dasanayake AP, Suwannarong W, Hormdee D, Sumanonta G,
Prasertchareonsuk W, Wara-Aswapati N, Combellick J, Pitiphat W :
Periodontitis and gestational diabetes mellitus in non-smoking females.
J Periodontol, 84 : 857-862, 2013.

目　　　　的：非喫煙妊婦における歯周炎と妊娠糖尿病との関連を調査する．
研究デザイン：症例対照研究
研 究 施 設：タイの病院
対　　　　象：妊娠糖尿病患者　50人
　　　　　　　妊娠非糖尿病者　50人
曝　　　　露：糖尿病
主要評価項目：PD, CAL, BOP
結　　　　果：妊娠糖尿病患者の50%，妊娠非糖尿病者26%が歯周炎に罹患しており，
　　　　　　　平均PD，平均CAL，BOPのすべての歯周パラメーターにおいて妊娠糖
　　　　　　　尿病患者のほうが妊娠非糖尿病者より有意に重度であった．
結　　　　論：歯周炎は妊娠糖尿病と関連している．
　　　　　　（レベル3）

8）Esteves Lima PR, Miranda Cota LO, Costa FO :

Association between periodontitis and gestational diabetes mellitus : a case-control study.

J Periodontol, 84 : 1257-1265, 2013.

目　　　　的：歯周炎と妊娠糖尿病との関連を評価する.
研究デザイン：症例対照研究
研　究　施　設：ブラジルの病院
対　　　　象：妊娠糖尿病患者　　90人
　　　　　　　妊娠非糖尿病者　270人
曝　　　　露：糖尿病
主要評価項目：PD，CAL，BOP
結　　　　果：歯周炎の有病率は妊娠糖尿病患者で40%，妊娠非糖尿病者で46.3%で，有意差はなく，歯周炎と妊娠糖尿病に関連はなかった（オッズ比0.74，95%信頼区間0.40-1.38）.
　　　　　　　また，BOPの割合，CALが3mm以上でPDが5〜6mmまたは7mm以上の割合においても妊娠糖尿病患者と妊娠非糖尿病者で有意差はなかった.
結　　　　論：歯周炎と妊娠糖尿病に関連はなかった.
　　　　　　　（レベル3）

Q 2 糖尿病患者では歯周病の増悪がみられるか？

A

糖尿病患者では歯周病が悪化する．

背景・目的：

　　糖尿病とは，インスリン作用の不足による慢性高血糖を主徴とした，糖・脂質・タンパク質を含む種々の代謝障害を生じる症候群で，網膜症，腎症，神経障害などを合併することがある．口腔領域では，糖尿病患者に歯周病が高頻度にみられることから，歯周病は糖尿病の合併症と認識されており，糖尿病と歯周病の関連について多くの研究が実施されてきた．そこでこのたびの改訂にあたり，第2版発行[1]以降の約7年間に行われた研究を調べ，糖尿病が歯周病を増悪させる可能性についてのエビデンスレベルが変化したか否かについて再検討を行った．

解　説：

　　今回の文献検索では糖尿病患者と非糖尿病者の歯周組織の状態を比較した研究の中から，糖尿病罹患期間と歯周病の関係，また血糖コントロール状態と歯周病の関係に注目して検討した．

　　糖尿病の罹患期間と歯周病の関係を調べた横断研究では，1型および2型糖尿病の罹患期間が5年を超えるとアタッチメントロスが大きく，歯周病が悪化することが示されている[2,3]．また歯周病原細菌である *Porphyromonas gingivalis* に対する血清IgG抗体価と1型糖尿病罹患期間が，歯周炎の進行度と強い相関があることが報告されている[4]．ドイツで行われた非糖尿病被験者，1型および2型糖尿病患者を対象とした前向き研究において，血糖コントロールが不良な1型および2型糖尿病群（HbA1c＞7.0％）は非糖尿病群と比べて5年後のアタッチメントロスと歯の喪失リスクの増大に関連していたが，血糖コントロールが良好な1型および2型糖尿病群（HbA1c≦7.0％）ではそのような関連が認められなかったことが示されている[5]．また米国での20年の大規模コホート研究において2型糖尿病は歯周病の発生率を29％，1年あたりの歯の喪失率を9％上昇させたとしている[6]．しかしながらシステマティックレビューでは1型糖尿病と歯周病との関連については適切なエビデンスが認められないとの報告もある[7]．

　　血糖コントロールの状態と歯周病の関係を調べた研究には，歯周病検査所見と空腹時血糖値データを有する米国国民健康栄養調査（NHANES Ⅲ）健診受診者7,042人を対象に行った報告があり，歯周病患者のHbA1c 5.9％，非歯周病患者のHbA1c 5.6％に対して糖尿病を併発している場合は歯周病患者のHbA1c 7.4％，非糖尿病患者のHbA1c 7.0％と増加しており，血糖コントロール状態についてはHbA1c≧8.0％では歯周組織の状態の悪化が示された[8]．またそれ以前の報告においても血糖コントロールが極めて不良な2型糖尿病患者（HbA1c＞9％）は，非糖尿病者に比べて歯周炎のリスクは2.9倍であるが，HbA1c≦9％では，非糖尿病者と比較して進行した歯周炎が多い傾向はあるものの，そのリスクに統計学的に有意な差はなかったとの報告がある[9]．さらにHbA1c≧9％の血糖コントロールが極めて不良な2型糖尿病患者では歯槽骨吸収のリスクがより高いことも示されている[10]．1型糖尿病の血糖コントロールに関しても，血糖コントロールの不良な糖尿病患者では，血糖コントロールのよい患者に比べ，歯槽骨吸収がより多いことが報告されている[11]．

　日本においても，糖尿病患者6,099人の病態と口腔所見の関係を検討したところ，1型糖尿病患者ではHbA1c 7.0%以上になると現在歯数が20歯未満になるオッズ比は2.36となり，2型糖尿病患者ではIIbA1c 8.0%以上になると20歯未満になるオッズ比は1.16となり，糖尿病患者では現在歯数が少なく，血糖コントロール状態の悪化に伴い歯の喪失リスクが高いと報告された[12]．

　またシステマティックレビューにおけるメタアナリシスによる解析では，Nacimetoらは糖尿病が歯周炎の発生または進行のリスクを86%増加させることを示している[13]．その他の報告にも糖尿病の有病率が，歯周病患者では13.1%，非歯周病患者では9.6%であり，糖尿病患者に関して，歯周病であるオッズ比は2.27であると示されており[14]，糖尿病患者では非糖尿病者と比較して歯周組織の状態が悪化していることが示されている．

　以上のことから，血糖コントロールの不良な糖尿病は歯周病の進行に関与する危険因子であり，歯周病を悪化させると判断される．

文献ストラテジー：

　電子文献データベースとして，MEDLINEを検索した．MEDLINEに用いた検索ストラテジーは，"Diabetes Mellitus"［MeSH Terms］AND "Disease Progression"［Mesh Terms］AND "Periodontal Disease"［MeSH Terms］Filters；Humans で，関連のある論文を抽出した後，その論文の参考文献リストについても内容の検討を行った．主要な情報として，歯周病の罹患および進行に関する糖尿病患者群と非糖尿病者群の比較検討を採取した．

seq.	terms and strategy	hits
#1	"Diabetes Mellitus"［MeSH Terms］	447,259
#2	"Disease Progression"［Mesh Terms］	191,456
#3	"Periodontal Disease"［MeSH Terms］	90,019
#4	#1 AND #2 AND #3 Filters：Humans	78

最終検索日 2021年6月25日

参考文献：

1．日本歯周病学会編：糖尿病患者に対する歯周治療ガイドライン，改訂第2版．東京，2014．

2．Al-Shammari KF, Al-Ansari JM, Moussa NM, Ben-Nakhi A, Al-Arouj M, Wang HL：Association of periodontal disease severity with diabetes duration and diabetic complications in patients with type 1 diabetes mellitus．J Int Acad Periodontol, 8：109-114, 2006．

3．Cerda J, Vázquez de la Torre C, Malacara JM, Nava LE：Periodontal disease in non-insulin dependent diabetes mellitus(NIDDM)．The effect of age and time since diagnosis．J Periodontol, 65：991-995, 1994．

4．Takahashi K, Nishimura F, Kurihara M, Iwamoto Y, Takashiba S, Miyata T, Murayama Y：Subgingival microflora and antibody responses against periodontal bacteria of young Japanese patients with type 1 diabetes mellitus．J Int Acad Periodontol, 3：104-111, 2001．

5．Demmer RT, Holtfreter B, Desvarieux M, Jacobs DR Jr, Kerner W, Nauck M, Völzke H, Kocher T：The influence of type 1 and type 2 diabetes on periodontal disease progression：prospective results from the Study of Health in Pomerania(SHIP)．Diabetes Care, 35：2036-2042, 2012．

6．Jimenez M, Hu FB, Marino M, Li Yi, Joshipura K：Type 2 diabetes mellitus and 20 year incidence of periodontitis and tooth loss. Diabetes Res Clin Pract, 98：494-500, 2012．

7．Borgnakke WS, Ylostalo PV, Taylor GW, Genco RJ：Effect of periodontal disease on diabetes：systematic review of epidemiologic observational evidence. J Periodontol, 84：S 135-152, 2013．

8．Garcia D, Tarima S, Okunseri C：Periodontitis and glycemic control in diabetes：NHANES 2009 to 2012. J Periodontol, 86：499-506, 2015．

9．Tsai C, Hayes C, Taylor GW：Glycemic control of type 2 diabetes and severe periodontal disease in the US adult population．Community Dent Oral Epidemiol, 30：182-192, 2002．

10. Taylor GW，Burt BA，Becker MP，Genco RJ，Shlossman M：Glycemic control and alveolar bone loss progression in type 2 diabetes. Ann Periodontol, 3：30-39, 1998.
11. Tervonen T，Karjalainen K，Knuuttila M，Huumonen S：Alveolar bone loss in type 1 diabetic subjects. J Clin Periodontol, 27：567-571, 2000.
12. Inagaki K, Kikuchi T, Noguchi T, Mitani A, Naruse K, Matsubara T, Kawanami M, Negishi J, Furuichi Y, Nemoto E, Yamada S, Yoshie H, Tabeta K, Tomita S, Saito A, Katagiri S, Izumi Y, Nitta H, Iwata T, Numabe Y, Yamamoto M, Yoshinari N, Fujita T, Kurihara H, Nishimura F, Nagata T, Yumoto H, Naito T, Noguchi K, Ito K, Murakami S, Nishimura R, Tajima N：A large-scale observational study to investigate the current status of diabetic complications and their prevention in Japan（JDCP study 6）: baseline dental and oral findings. Diabetol Int, 12：52-61, 2020.
13. Nascimento GG, Leite FRM, Vestergaard P, Scheutz F, López R：Does diabetes increase the risk of periodontitis? A systematic review and meta-regression analysis of longitudinal prospective studies. Acta Diabetol, 55：653-667, 2018.
14. Ziukaite L, Slot DE, Van der Weijden FA：Prevalence of diabetes mellitus in people clinically diagnosed with periodontitis：A systematic review and meta-analysis of epidemiologic studies. J Clin Periodontol, 45：650-662, 2018.

関係論文の構造化抄録：

1）Inagaki K, Kikuchi T, Noguchi T, Mitani A, Naruse K, Matsubara T, Kawanami M, Negishi J, Furuichi Y, Nemoto E, Yamada S, Yoshie H, Tabeta K, Tomita S, Saito A, Katagiri S, Izumi Y, Nitta H, Iwata T, Numabe Y, Yamamoto M, Yoshinari N, Fujita T, Kurihara H, Nishimura F, Nagata T, Yumoto H, Naito T, Noguchi K, Ito K, Murakami S, Nishimura R, Tajima N：
A large-scale observational study to investigate the current status of diabetic complications and their prevention in Japan（JDCP study 6）: baseline dental and oral findings. Diabetol Int, 12：52-61, 2020.

目　　　的：糖尿病患者における歯周病の実態
研究デザイン：横断研究
研 究 施 設：日本の大学病院
対　　　象：1型糖尿病患者　378人
　　　　　　2型糖尿病患者　5,721人
曝　　　露：血糖コントロール
主要評価項目：現在歯数，HbA1c
結　　　果：1型糖尿病患者ではHbA1c 7.0%以上になると現在歯数が20歯未満になるオッズ比は2.36であり，2型糖尿病患者ではHbA1c 8.0%以上になると20歯未満になるオッズ比は1.16となった．
結　　　論：糖尿病患者では現在歯数が少なく，血糖コントロール状態の悪化に伴い歯の喪失リスクが高い．

2）Taylor GW, Burt BA, Becker MP, Genco RJ, Shlossman M, Knowler WC, Pettitt DJ：
Non-insulin dependent diabetes mellitus and alveolar bone loss progression over 2 years.
J Periodontol, 69：76-83, 1998.

目　　　的：2型糖尿病が歯槽骨吸収のリスクファクターになるかを検討する．
研究デザイン：前向きコホート研究

研　究　施　設：米国の大学病院
対　　　　　象：ピマインディアン　362人
　　　　　　　　2型糖尿病患者　24人
　　　　　　　　非糖尿病者　　　338人
曝　　　　　露：糖尿病罹患期間
主要評価項目：歯槽骨吸収率
結　　　　　果：2型糖尿病患者は非糖尿病者と比較し，2年後の歯槽骨吸収率が高かった．
結　　　　　論：2型糖尿病は歯槽骨吸収を促進する．

3）Demmer RT, Holtfreter B, Desvarieux M, Jacobs DR Jr, Kerner W, Nauck M, Völzke H, Kocher T：
The influence of type 1 and type 2 diabetes on periodontal disease progression : prospective results from the Study of Health in Pomerania(SHIP).
Diabetes Care, 35 : 2036-2042, 2012.

目　　　　　的：血糖コントロールが5年後の歯周病の進行と関連するかを調べる．
研究デザイン：前向きコホート研究
研　究　施　設：東ドイツに住む住民
対　　　　　象：非糖尿病者　　　　　　　　　　　　　　　2,280人
　　　　　　　　新規に2型糖尿病を発症した患者　　　　　　79人
　　　　　　　　コントロールされた2型糖尿病患者　　　　　80人
　　　　　　　　コントロールされていない2型糖尿病患者　　72人
　　　　　　　　コントロールされた1型糖尿病患者　　　　　43人
　　　　　　　　コントロールされていない1型糖尿病患者　　72人
曝　　　　　露：血糖コントロール
主要評価項目：プロービングデプス（PD），アタッチメントロス（AL），歯数
結　　　　　果：血糖コントロールが不良の1型および2型糖尿病は，5年後のALと歯の
　　　　　　　　喪失に関連していた．
結　　　　　論：1型および2型糖尿病の血糖コントロール不良は歯周病の悪化に関連する．

4）Garcia D, Tarima S, Okunseri C：
Periodontitis and glycemic control in diabetes : NHANES 2009 to 2012.
J Periodontol, 86 : 499-506, 2015.

目　　　　　的：糖尿病と歯周病の関係
研究デザイン：横断研究
研　究　施　設：米国の大学病院
対　　　　　象：成人（30歳以上）　7,042人
曝　　　　　露：血糖コントロール
主要評価項目：HbA1c，歯数
結　　　　　果：全対象の中の歯周病患者のHbA1c 5.9％，非歯周病患者のHbA1c 5.6％に
　　　　　　　　対して，糖尿病を併発している場合は歯周病患者のHbA1c 7.4％，非歯

周病患者の HbA1c 7.0%と増加し，また血糖コントロールが不良な 2 型糖尿病患者 HbA1c≧8%は，非糖尿病者に比べて歯周炎のリスクは 1.65 倍，HbA1c＞8.5%では 2.17 倍，HbA1c＞9%では 2.22 倍と示された.

結　　　　論：血糖コントロール状態については HbA1c≧8.0%では歯周組織の状態の悪化が示された.

5）Tsai C, Hayes C, Taylor GW :

Glycemic control of type 2 diabetes and severe periodontal disease in the US adult population.

Community Dent Oral Epidemiol, 30 : 182-192, 2002.

目　　　　的：2 型糖尿病患者の血糖コントロールの状態と歯周病の重症度を比較する.
研究デザイン：後ろ向きコホート研究
研 究 施 設：米国の大学病院
対　　　　象：血糖コントロール不良 2 型糖尿病患者　170 人
　　　　　　　血糖コントロール良好 2 型糖尿病患者　260 人
　　　　　　　非糖尿病者　　　　　　　　　　　　　3,841 人
曝　　　　露：血糖コントロール
主要評価項目：AL，PD
結　　　　果：血糖コントロール不良の 2 型糖尿病患者は非糖尿病者と比較して歯周病の重症度は有意に高い.
結　　　　論：2 型糖尿病の血糖コントロール不良は歯周病の重症度と関連がある.

6）Tervonen T, Karjalainen K, Knuuttila M, Huumonen S :

Alveolar bone loss in type 1 diabetic subjects.

J Clin Periodontol, 27 : 567-571, 2000.

目　　　　的：1 型糖尿病の血糖コントロールの状態と歯槽骨吸収の程度を比較する.
研究デザイン：横断研究
研 究 施 設：フィンランドの大学病院
対　　　　象：24〜36 歳の 1 型糖尿病患者　35 人
　　　　　　　非糖尿病者　　　　　　　　 10 人
曝　　　　露：血糖コントロール
主要評価項目：臼歯部の歯槽骨吸収の割合
結　　　　果：血糖コントロールが悪い患者ほど歯槽骨吸収度が著明である.
結　　　　論：1 型糖尿病の血糖コントロール不良は歯槽骨吸収を増加させる.

Q 3 糖尿病患者への歯周基本治療の効果は劣るか？

A

血糖コントロール不良な患者において，歯周基本治療の効果はやや劣る傾向がある．

背景・目的：

　歯周基本治療は，歯周病の病因因子とリスクファクターを排除して歯周組織の炎症を改善し，その後の歯周治療の効果を高めるための基本的な原因除去治療である[1]．歯周基本治療への反応性は患者の全身状態にも影響を受け，中でも糖尿病は感染防御能の低下と創傷の治癒不全を起こすことから，治療効果に影響を及ぼす重要な宿主因子の1つとしてあげられている．そこで，歯周基本治療前後の歯周組織の臨床パラメーターの変動に注目して，糖尿病が治療効果に与える影響について検討を行った．

解　説：

　糖尿病患者に対する非外科的歯周基本治療の効果に関して，十分にコントロールされた糖尿病患者は良好な反応を示し，プロービングデプス（PD）の減少やクリニカルアタッチメントレベル（CAL）の獲得を達成できるという報告がある[2]．しかし一方で，血糖コントロール不良，長い糖尿病罹患期間，もしくはその他の糖尿病合併症を有する患者では，易感染性と組織修復の遅延により歯周治療への反応性が低下し，歯周炎が再発する傾向が報告されているが[3]，エビデンスが不十分な状態であった．

　第2版において今回のQの検討はなされなかったため，本改訂版では，初版発行[4]以降に行われた研究を対象として，糖尿病を有する歯周病患者，とりわけ，血糖コントロールが不良な患者と，糖尿病を有しない歯周病患者に対する歯周基本治療の効果を比較した文献を検索・抽出した．

　PubMed検索によって採用された文献の中で唯一の無作為比較試験であるKaurらの研究[5]によると，歯周基本治療後3か月と6か月の非糖尿病患者と血糖コントロールが良好（HbA1c<7.0%）な糖尿病患者におけるプロービング時の出血（BOP）は，血糖コントロールが不良（HbA1c≧7.0%）な糖尿病患者よりも有意に減少し，治療後3か月の非糖尿病患者における7 mm以上のPD割合は，血糖コントロールが不良な糖尿病患者よりも有意に減少することを報告した．一方，いずれの患者群においても治療後6か月で，歯周組織のすべての臨床パラメーターが治療前と比較して有意に改善した．すなわち，歯周基本治療は，血糖コントロール状態に関わらず歯周組織の臨床パラメーターを有意に改善するが，血糖コントロールが不良な糖尿病患者への効果の一部は劣ることを示した．

　他に抽出した5件はすべて短期的な（1年以内）前向きコホート研究であり[6-10]，そのうち2件は糖尿病患者（血糖コントロール良好群・HbA1c<7.0%および不良群・HbA1c≧7.0%）と非糖尿病患者の3群間での比較研究であり，3件は糖尿病患者と非糖尿病患者の2群間のみで比較評価した研究であった．Kardeşlerらは[6]，Kaurらの研究結果と同様に，血糖コントロール不良群のBOPは，血糖コントロール良好群および非糖尿病群よりも治療後1か月および3か月で有意に高いことを示した．一方，Dağらは[7]，いずれの3群間においても，治療3

か月後の BOP に有意差はなかったと報告している．そして，2件いずれの研究においても，PD や CAL の変動について3群間で有意差はなかった．また，糖尿病患者と非糖尿病患者の2群間で比較した研究では，抗菌療法を併用した Duarte らの報告によると[8]，糖尿病患者の CAL の改善効果が有意に劣っていたが，他の2件の研究[9,10]については，いずれの臨床パラメーターも有意差を示さず，歯周基本治療の効果は糖尿病の有無に関わらず同様であった．

　そして，システマティックレビューにおけるメタアナリシスによる解析[11]では，6か月後の PD 減少と CAL 獲得について，糖尿病患者（HbA1c≦8.5％）と非糖尿病患者の2群間で有意差はないことを報告した．すなわち，糖尿病は，歯周基本治療による短期間（6か月）の臨床効果に影響しないことを示した．2018年の欧州歯周病学会（EFP）と国際糖尿病学会（IDF）によるコンセンサスガイドライン[12]においても，歯周組織の臨床パラメーターは，糖尿病のコントロールが不十分な患者でも非外科的歯周基本治療によって改善することが明記され，また，糖尿病のコントロールの程度にかかわらず，歯周基本治療を行うことは血糖値の改善にも役立つため推奨されている．

　以上の研究から，糖尿病のコントロールの程度にかかわらず，歯周基本治療後の短期間（3〜6か月）で，歯周組織の臨床パラメーター（BOP，PD，CAL）がベースラインと比較して有意に改善することが示された．一方で，血糖コントロールが不良な糖尿病患者（HbA1c≧7.0％）への効果，とりわけ BOP の減少が劣る傾向があるため，このような糖尿病患者への歯周基本治療の際には徹底したプラークコントロールと，より丁寧なデブライドメントが必要である．さらには，歯周基本治療前に糖尿病のコントロール状態を改善することが望ましいと考えられる．しかし，本改訂版で採用した文献は依然少なく，エビデンスレベルも高くないことから，今回の Q を結論づけるには，さらなる適切な臨床研究の蓄積が必要である．

文献ストラテジー：

　下記検索式にて PubMed の検索を行った．PubMed 検索にて採用が適切と判断された文献については，さらにそれらの引用文献と PubMed の Similar article の検討を行い，文献抽出を行った．

seq.	terms and strategy	hits
#1	"Periodontitis" [MeSH]	33,221
#2	"Diabetes Mellitus" [MeSH]	478,694
#3	"Periodontal Therapy" [All Fields]	4,654
#4	#1 AND #2 AND #3 AND ("Treatment Outcome" [MeSH] OR "probing depth" [tiab] OR "attachment level" [tiab] OR "bleeding on probing" [tiab] OR "Tooth Loss" [MeSH])	87

最終検索日：2021 年 11 月 7 日

参考文献：

1．日本歯周病学会編：歯周治療のガイドライン 2022．東京，2022．
2．Christgau M, Palitzsch KD, Schmalz G, Kreiner U, Frenzel S：Healing response to non-surgical periodontal therapy in patients with diabetes mellitus：clinical, microbiological, and immunologic results. J Clin Periodontol, 25：112-124, 1998.
3．Tervonen T, Karjalainen K：Periodontal disease related to diabetic status；a pilot study of the response to periodontal therapy in type 1 diabetes. J Clin Periodontol, 24：505-510, 1997.
4．日本歯周病学会編：糖尿病患者に対する歯周治療ガイドライン．東京，2008．
5．Kaur PK, Narula SC, Rajput R, K Sharma R, Tewari S：Periodontal and glycemic effects of nonsurgical periodontal therapy in patients with type 2 diabetes stratified by baseline HbA1c. J Oral Sci, 57：201-211, 2015.

6．Kardeşler L, Buduneli N, Cetinkalp S, Kinane DF : Adipokines and inflammatory mediators after initial peri-odontal treatment in patients with type 2 diabetes and chronic periodontitis. J Periodontol, 81 : 24-33, 2010.

7．Dağ A, Firat ET, Arikan S, Kadiroğlu AK, Kaplan A : The effect of periodontal therapy on serum TNF-alpha and HbA1c levels in type 2 diabetic patients. Aust Dent J, 54 : 17-22, 2009

8．Duarte PM, Feres M, Yassine LLS, Soares GMS, Miranda TS, Faveri M, Retamal-Valdes B, Figueiredo LC : Clinical and microbiological effects of scaling and root planing, metronidazole and amoxicillin in the treatment of diabetic and non-diabetic subjects with periodontitis : A cohort study. J Clin Periodontol, 45 : 1326-1335, 2018.

9．da Cruz GA, de Toledo S, Sallum EA, Sallum AW, Ambrosano GM, de Cássia Orlandi Sardi J, da Cruz SE, Gon-çalves RB : Clinical and laboratory evaluations of non-surgical periodontal treatment in subjects with diabetes mellitus. J Periodontol, 79 : 1150-1157, 2008.

10．Almeida ML, Duarte PM, Figueira EA, Lemos JC, Nobre CMG, Miranda TS, de Vasconcelos Gurgel BC : Ef-fects of a full-mouth disinfection protocol on the treatment of type-2 diabetic and non-diabetic subjects with mild-to-moderate periodontitis : one-year clinical outcomes. Clin Oral Investig, 24 : 333-341, 2020.

11．Hsu YT, Nair M, Angelov N, Lalla E, Lee CT : Impact of diabetes on clinical periodontal outcomes following non-surgical periodontal therapy. J Clin Periodontol, 46 : 206-217, 2019.

12．Sanz M, Ceriello A, Buysschaert M, Chapple I, Demmer RT, Graziani F, Herrera D, Jepsen S, Lione L, Madia-nos P, Mathur M, Montanya E, Shapira L, Tonetti M, Vegh D : Scientific evidence on the links between peri-odontal diseases and diabetes : Consensus report and guidelines of the joint workshop on periodontal diseases and diabetes by the International Diabetes Federation and the European Federation of Periodontology. J Clin Periodontol, 45 : 138-149, 2018.

関係論文の構造化抄録 :

1）Kaur PK, Narula SC, Rajput R, K Sharma R, Tewari S :

Periodontal and glycemic effects of nonsurgical periodontal therapy in patients with type 2 diabetes stratified by baseline HbA1c.

J Oral Sci, 57 : 201-211, 2015.

目　　　的：歯周基本治療の臨床効果を，歯周炎を有する糖尿病患者（血糖コントロール良好群および不良群）と非糖尿病患者とで介入比較評価する．

研究デザイン：無作為比較試験

研 究 施 設：Post Graduate Institute of Dental Sciences, Rohtak, India.

対　　　象：インドの歯学研究所にて 2010 年 2 月〜2012 年 1 月の間にリクルートした 125 人（男性 63 人，女性 62 人）．中等度〜重度慢性歯周炎を有する血糖コントロールが良好（HbA1c＜7.0％：5.99±0.61）な糖尿病患者 48 人と血糖コントロールが不良（HbA1c≧7.0％：9.90±2.13）な糖尿病患者 52 人をそれぞれ介入群と非介入群に割付．介入群（50 人）と全身的に健康な歯周炎患者（非糖尿病患者）25 人に歯周基本治療を行った．

主要評価項目：PD，CAL，BOP，歯肉炎指数（GI），プラーク指数（PI），ポケット上皮の表面積（PESA），歯周炎症表面積（PISA），HbA1c，空腹時血糖値，食後血糖値

介 入 処 置：口腔衛生指導，歯肉縁上スケーリング，SRP

結　　　果：いずれの患者群においても治療後 6 か月で，歯周組織のすべての炎症指標がベースラインと比較して有意に改善した．また，治療後 3 か月と 6 か月の非糖尿病患者と血糖コントロールが良好な糖尿病患者における BOP と GI は，血糖コントロールが不良な糖尿病患者よりも有意に減少した．また，治療後 3 か月の非糖尿病患者における 7 mm 以上の PD 割合は，血糖コントロールが不良な糖尿病患者よりも有意に減少した（以上，いずれも $p<0.05$）．他の検査値について，患者群間の有意差はなかった（$p>0.05$）．

結　　　　論：歯周基本治療は，非糖尿病患者と血糖コントロールが良好な糖尿病患者
　　　　　　　の歯周組織の炎症指標を有意に改善するが，血糖コントロールが不良な
　　　　　　　糖尿病患者への効果は少ない.

2）Kardeşler L, Buduneli N, Cetinkalp S, Kinane DF :
　Adipokines and inflammatory mediators after initial periodontal treatment in patients
　with type 2 diabetes and chronic periodontitis.
　J Periodontol, 81 : 24-33, 2010.

目　　　　的：歯周基本治療の臨床効果を，歯周炎を有する糖尿病患者（血糖コントロー
　　　　　　　ル良好群および不良群）と非糖尿病患者とで比較評価する.
研究デザイン：前向きコホート研究
研 究 施 設：School of Dentistry, Ege University, Izmir, Turkey.
対　　　　象：トルコの大学歯学部にて 2006 年 2 月～2007 年 6 月の間にリクルートした
　　　　　　　40 人（男性 27 人，女性 13 人）. 慢性歯周炎を有する血糖コントロールが
　　　　　　　良好（HbA1c＜7.0％：5.9±0.61）な糖尿病患者 13 人と血糖コントロール
　　　　　　　が不良（HbA1c≧7.0％：9.64±2.41）な糖尿病患者 12 人と，全身的に健康
　　　　　　　な歯周炎患者（非糖尿病患者）15 人に歯周基本治療を行った.
主要評価項目：PD，CAL，BOP，PI，TNF-α，IL-6，CRP
介 入 処 置：口腔衛生指導，歯肉縁上スケーリング，SRP
結　　　　果：すべての患者群で，PD，BOP，PI は 1 か月後と 3 か月後に有意に減少し
　　　　　　　た（$p<0.05$）. CAL は，血糖コントロール良好群と非糖尿病群で，1 か月後
　　　　　　　にベースラインと比較して有意に減少し，3 か月後には 1 か月後の値と比
　　　　　　　較して増加した（いずれも $p<0.05$）. 血糖コントロール不良群では，3 か月
　　　　　　　後の CAL はわずかに減少したが，有意ではなかった（$p>0.05$）. また，血
　　　　　　　糖コントロール不良群の BOP は，血糖コントロール良好群および非糖尿病
　　　　　　　群よりも治療後 1 か月および 3 か月で有意に高かった（$p<0.05$）.
結　　　　論：歯周基本治療の短期効果は糖尿病の有無と程度に関わらず同様であり，
　　　　　　　歯周組織の炎症指標は同程度に改善した.

3）Dağ A, Firat ET, Arikan S, Kadiroğlu AK, Kaplan A :
　The effect of periodontal therapy on serum TNF-alpha and HbA1c levels in type 2 dia-
　betic patients.
　Aust Dent J, 54 : 17-22, 2009.

目　　　　的：歯周基本治療の臨床効果を，歯周炎を有する糖尿病患者（血糖コントロー
　　　　　　　ル良好群および不良群）と非糖尿病患者とで比較評価する.
研究デザイン：前向きコホート研究
研 究 施 設：Faculty of Dentistry, Dicle University, Turkey.
対　　　　象：トルコの大学歯学部にてリクルートした 45 人（男性 20 人，女性 25 人）.
　　　　　　　慢性歯周炎を有する血糖コントロールが良好（HbA1c＜7.0％：6.26 ±
　　　　　　　0.72）な糖尿病患者 15 人と血糖コントロールが不良（HbA1c≧7.0％：9.96

±1.45) な糖尿病患者15人と，全身的に健康な歯周炎患者（非糖尿病患者）15人に歯周基本治療を行った．

主要評価項目：PD，CAL，PI，GI，BOP，HbA1c，TNF-α

介 入 処 置：口腔衛生指導，歯肉縁上スケーリング，SRP

結 　 果：すべての患者群で，3か月後の歯周組織のすべての炎症指標がベースラインと比較して有意に改善した（$p<0.01$）．しかし，HbA1c 以外の臨床検査値について患者群間の有意差はなかった（$p>0.05$）．

結 　 論：歯周基本治療の短期効果は糖尿病の有無と程度に関わらず同様であり，歯周組織の炎症指標は同程度に改善した．

4）Duarte PM, Feres M, Yassine LLS, Soares GMS, Miranda TS, Faveri M, Retamal-Valdes B, Figueiredo LC :

Clinical and microbiological effects of scaling and root planing, metronidazole and amoxicillin in the treatment of diabetic and non-diabetic subjects with periodontitis : A cohort study.

J Clin Periodontol, 45 : 1326-1335, 2018.

目 　 的：SRPとメトロニダゾール（MTZ）・アモキシシリン（AMX）の併用療法の効果を，歯周炎を有する糖尿病患者と非糖尿病患者とで比較評価する．

研究デザイン：前向きコホート研究

研 究 施 設：Center for Clinical Trials at Guarulhos University. Sao Paulo, Brazil.

対 　 象：ブラジルの大学の臨床試験センターにて2009年12月～2012年10月の間リクルートした58人．重度慢性歯周炎を有する糖尿病患者（6.5%≦HbA1c≦11%）29人と非糖尿病患者29人にSRPと抗菌療法を行った．

主要評価項目：PD，CAL，BOP，PI

介 入 処 置：口腔衛生指導，SRP，初回SRP後からMTZ 400 mgとAMX 500 mgを1日3回，14日間服用

結 　 果：糖尿病群・非糖尿病群ともに，治療後3，6および12か月の臨床パラメーターはベースラインと比較して有意に改善した．糖尿病群における3，6および12か月後のCALは，非糖尿病群と比較して有意に高かった（$p<0.05$）．また，糖尿病群における12か月後のCAL獲得量は，非糖尿病群と比較して有意に少なく（$p=0.007$），PD減少量については両群間で有意差はなかった．

結 　 論：非糖尿病患者は，SRPとMTZ・AMXの併用療法によって糖尿病患者を上回る臨床評価項目の改善を示さなかった．

5）da Cruz GA, de Toledo S, Sallum EA, Sallum AW, Ambrosano GM, de Cássia Orlandi Sardi J, da Cruz SE, Gonçalves RB :

Clinical and laboratory evaluations of non-surgical periodontal treatment in subjects with diabetes mellitus.

J Periodontol, 79 : 1150-1157, 2008.

目　　　　的：Full-mouth SRP の臨床効果を，歯周炎を有する糖尿病患者と非糖尿病患者とで比較評価する．

研究デザイン：前向きコホート研究

研 究 施 設：Piracicaba Dental School, State University of Campinas, Sao Paulo, Brazil.

対　　　　象：ブラジルの大学歯学部にてリクルートした 20 人．中程度慢性歯周炎を有する糖尿病患者（HbA1c＝9.23±2.6）10 人と非糖尿病患者 10 人に full-mouth SRP を行った．

主要評価項目：PPD，CAL，PI，GI，歯肉退縮，HbA1c，空腹時血糖値

介 入 処 置：口腔衛生指導，one-stage full-mouth SRP

結　　　　果：糖尿病群，非糖尿病群ともに PI と GI はベースラインと比較すると治療後 1 か月，3 か月で有意に減少したが（*p*＝0.0001），両群間で有意差はなかった．さらに両群ともに，治療後 3 か月で PD，CAL は減少，歯肉退縮は増加（*p*＝0.0001）したが両群間に有意差はなかった．

結　　　　論：full-mouth SRP の短期効果は糖尿病の有無に関わらず同様であり，両群間で歯周組織の炎症指標に有意差はなかった．

6）Almeida ML, Duarte PM, Figueira EA, Lemos JC, Nobre CMG, Miranda TS, de Vasconcelos Gurgel BC：
Effects of a full-mouth disinfection protocol on the treatment of type-2 diabetic and non-diabetic subjects with mild-to-moderate periodontitis : one-year clinical outcomes.
Clin Oral Investig, 24 : 333-334, 2020.

目　　　　的：Full-mouth disinfection（FMD）の歯周炎に対する効果を，糖尿病群と非糖尿病群とで比較検討する．

研究デザイン：前向きコホート研究

研 究 施 設：Federal University of Rio Grande do Norte. Rio Grande do Norte, Brazil.

対　　　　象：ブラジルの大学歯学部にてリクルートした 54 人．軽度～中等度歯周炎を有する 2 型糖尿病患者（HbA1c≧6.5％：7.5±0.9）26 人と非糖尿病患者（HbA1c＜6.5％：5.9±0.6）28 人に FMD を行った．

主要評価項目：PI，BOP，PD，CAL

介 入 処 置：口腔衛生指導，one-stage full-mouth SRP，クロルヘキシジン含嗽

結　　　　果：糖尿病群，非糖尿病群ともに PI，BOP，PD はベースラインと比較すると治療後すべての時期で有意に減少したが（*p*＜0.05），両群間で有意差は認められなかった．

結　　　　論：軽度～中等度歯周炎を有する糖尿病患者と非糖尿病患者に対して，FMD は有効であり，術後 1 年間の臨床的パラメーターは両群間で有意差はなかった．

7）Hsu YT, Nair M, Angelov N, Lalla E, Lee CT：
Impact of diabetes on clinical periodontal outcomes following non-surgical periodontal therapy.
J Clin Periodontol, 46 : 206-217, 2019.

目　　　　　的：歯周基本治療の臨床効果への糖尿病の影響を評価する.

研究デザイン：システマティックレビュー（1960〜2018年の間に発刊した論文から12論文を抽出）（2），3），5）を含む）

対　　　　　象：糖尿病を有さない歯周病患者，糖尿病（HbA1c≦8.5％）を有する歯周病患者

主要評価項目：PD，CAL

介　入　処　置：非外科的歯周治療

結　　　　　果：糖尿病群・非糖尿病群ともにベースラインと比較して有意な PD 減少と CAL 獲得があった（$p<0.05$）.6か月後の PD 減少と CAL 獲得について，2群間で有意差はなかった.

結　　　　　論：糖尿病（HbA1c≦8.5％）は，歯周基本治療による短期間（6か月）の臨床効果に影響しない.

Q4　歯周治療は糖尿病の合併症に好影響を及ぼすか？

A

歯肉縁下デブライドメントを行うことで糖尿病の合併症の発症率の減少，さらにヘルスケアコストの削減につながる可能性がある．

背景・目的：

　糖尿病は，細小血管病変として網膜症，腎症，神経障害などの合併症を特異的に引き起こし，また虚血性心疾患，脳卒中などの動脈硬化性疾患の発症や進行に関与する[1,2]．さらに歯周病は糖尿病の6番目の合併症であると報告[3]されているが，糖尿病患者において歯肉縁下デブライドメントを含めた積極的な歯周治療を行うことで，行わなかった場合に比較しHbA1cの低下／改善がもたらされることがCochraneレビューで示されている[4]．こうした背景より，慢性炎症である歯周病の治療が炎症のコントロールやインスリン抵抗性に影響を及ぼし患者のQOLを著しく損なうこれら合併症（微小血管病変や大血管障害）の発症や重症化リスクの低減にもつながる可能性がある．そこで，このたびの改訂にあたり，これまで取り上げられていなかった歯周病と2型糖尿病を有する患者における歯周治療の介入が糖尿病の合併症に及ぼす影響・効果について検討を行った．

解　説：

　糖尿病と重篤な歯周炎を有する患者は，糖尿病あるいは歯周病に罹患していない者に比べて頸動脈超音波検査にて内中膜複合体の厚みが有意に増加し音響陰影を認め，虚血性心疾患の発症率が高いことが報告されている[5]．さらに歯周病が糖尿病の合併症に及ぼす影響としてピマインディアンを対象としたコホート研究において，非歯周病の糖尿病患者と比較して，重度歯周炎を有する糖尿病患者では虚血性心疾患や糖尿病性腎症に罹患する割合，死亡率が有意に高いことが報告されている[6,7]．糖尿病診療ガイドライン（2019）[8]によると，合併症としての微小血管病変の発症・進行抑制にはHbA1c 7.0%未満が目標値とされ，大血管障害の抑制には1日を通じて高血糖，低血糖がなく空腹時および食後高血糖が是正される必要があるとされている[9,10]．しかし現在，歯周治療が糖尿病の合併症にどのような，あるいはどの程度の効果があるかについては不明点が多い．以上のことから今回の文献検索では2型糖尿病と歯周病をともに有する患者を対象に歯周治療の介入が糖尿病の合併症に及ぼす効果を検討した研究に注目した．

　Pengらは，後ろ向きコホート研究で台湾住民の国民健康保険利用者のデータベースを活用して，2型糖尿病と歯周病の診断を受けた患者を，歯肉縁下デブライドメントとフラップ手術を含んだAdvanced periodontal treatment群とそれ以外の非外科的歯周治療を行ったNon-advanced periodontal treatment群に分け，循環器疾患（CVD）への発症リスクに歯周治療が独立して及ぼす影響を，Cox比例ハザードモデルを適用して評価した[11]．その結果，脳卒中（ハザード比0.95，95%信頼区間0.85-1.06）の発症率に差を認めなかったが，心筋梗塞（ハザード比0.92，95%信頼区間0.85-0.99）と心不全（ハザード比0.60，95%信頼区間0.45-0.80）の発症率はAdvanced treatmentにより減少することを報告しており，歯周治療の介入が糖尿病患者の健康管理に有益である可能性を示している[11]．また，2型糖尿病と中等度／重度歯周炎に

罹患した患者に対して，SRP と歯周外科からなる intensive periodontal treatment（IPT）と，歯肉縁上スケーリング，歯面清掃からなる control periodontal treatment（CPT）で介入を行った無作為比較試験の結果，12 か月後に IPT で CPT より HbA1c 値が 0.6% 減少していた．さらに歯周組織パラメーターの改善，局所・全身の炎症の消退に加え，糖尿病の合併症と考えられる心疾患障害や腎疾患の副次評価項目（FMD，クレアチニン，eGFR など）は IPT で CPT より有意に良好な値を示していた[12]．これらの結果から歯周治療，特に歯肉縁下デブライドメントは 2 型糖尿病患者の疾病管理に重要な役割を示していることが示唆された．上記研究グループは 2 型糖尿病と歯周炎さらに CVD を有する患者でミトコンドリア由来活性酸素種（mtROS）の産生が亢進しており，これが炎症反応の初期に同定されるとの報告[13-15]をもとに，2 型糖尿病と歯周炎を有する患者に対し IPT と CPT を行い，これらが末梢血単核細胞中の mtROS レベル，炎症性サイトカイン，血糖コントロール，血管内皮機能に及ぼす効果について評価を行った[16]．その結果，処置後 6 か月で mtROS，HbA1c，グルコース，INF-γ および TNF-α 値は CPT に比べ IPT で低く，血管内皮機能は改善していた．さらに IPT 処置群における mtROS の減少と血管内皮機能の回復には相関が認められたことから，mtROS は 2 型糖尿病患者の CVD 発症リスクや炎症性の合併症を予防するための新規標的因子になる可能性が示唆された[16]．また，Wang らは同様の患者を対象に口腔清掃指導のみと，これに加えてハンドインスツルメントや超音波スケーラーを用いたスケーリング・ルートデブライドメントといった非外科的歯周治療の左心室拡張機能に対する影響を心エコー検査によりイー・オーバー・イープライム比（E/e'）を用いて比較評価を行った[17]．6 か月後，歯周組織の炎症は非外科的歯周治療で著しく改善するとともに有意に E/e' の低下が認められ，2 型糖尿病と歯周炎を有する患者において非外科的歯周治療でも循環器疾患ケアに貢献できる可能性，特に左心室機能拡張不全で E/e' の上昇を認める患者には有効であることを示唆している[17]．

　さらに近年，Choi らは米国国民健康栄養調査における米国市民の口腔内状態（喪失歯数），2 型糖尿病，2 型糖尿病関連微小血管障害（網膜症，神経障害，腎症），大血管障害：CVD（心筋梗塞，脳卒中）に関するデータとこれまで 2 型糖尿病患者に対して歯周治療を行った無作為比較試験で評価されたパラメーター（主に HbA1c）をもとに確率的マイクロシミュレーションモデルを用いてコンピュータ解析し，歯周治療の介入による生涯医療費と健康増進の関わりを推量している[18]．その結果，非外科的歯周治療を行うことで歯の喪失リスクを 34.1% まで，腎症，神経障害，網膜症の発症リスクをそれぞれ 20.5，17.7，18.4% まで減少させることが予測され，歯周病と糖尿病を有する患者に対して歯周治療を推奨・実践することで，健康増進とともに医療費の削減につながる可能性があるとしている．

　このように近年，歯周病と 2 型糖尿病を有する患者に対する歯周治療の介入による合併症への影響を評価した報告が増えてきているが，まだ無作為比較試験の数は少なく，合併症も多岐にわたり，その評価内容 / 項目も統一されていないためエビデンスはまだ不十分であるが，程度の差はあれ歯肉縁下デブライドメントを行うことで血糖値のコントロール，合併症の発症率の低下をもたらすという点は共通している．これら合併症は患者の QOL を著しく低下させるだけでなく，医療経済的にも大きな負担を社会に強いており，歯周治療の介入がヘルスケアコストの削減につながる可能性があり，今後もいっそうの研究報告が期待される．

文献ストラテジー：

　電子検索データベースとして，PubMed の検索を行った．PubMed に用いた検索ストラテジーは "type 2 diabetes mellitus" [MeSH Terms] OR "type 2 diabetes" [MeSH Terms] AND "periodontal treatment" [MeSH Terms] AND "vascular disease" [MeSH Terms] Filters：clinical trial で文献の絞り込みを行った．さらに合併症にまで具体的に言及していない文献は削除した上で PubMed の Similar articles の検討と，当該論文に引用された文献のタイトルの検討を行い，追加の文献の渉猟を行った．

検索式

seq.	terms and strategy	hits
#1	"type 2 diabetes mellitus"［MeSH Terms］OR "type 2 diabetes"［MeSH Terms］	166,863
#2	"periodontal treatment"［MeSH Terms］	62,843
#3	"vascular disease"［MeSH Terms］	1,980,169
#4	#1 AND #2 AND #3	45
#5	#1 AND #2 AND #3 Filters：clinical trial	7

最終検索日：2021 年 10 月 23 日

参考文献：

1．Tuomi T, Santoro N, Caprio S, Cai M, Weng J, Groop L：The many faces of diabetes：a disease with increasing heterogeneity. Lancet, 383：1084-1094, doi：10.1016/S 0140-6736(13)62219-9, 2014.
2．Donath MY, Shoelson SE：Type 2 diabetes as an inflammatory disease. Nat Rev Immunol, 11：98-107, doi：10.1038/nri 2925, 2011.
3．Löe H：Periodontal disease. The sixth complication of diabetes mellitus. Diabetes Care, 16：329-334, 1993.
4．Simpson TC, Clarkson JE, Worthington HV, MacDonald L, Weldon JC, Needleman I, Iheozor-Ejiofor Z, Wild SH, Qureshi A, Walker A, Patel VA, Boyers D, Twigg J：Treatment of periodontitis for glycaemic control in people with diabetes mellitus. Cochrane Detabase Syst Rev, 4：CD 004714, doi：10.1002/14651858.CD 004714. pub 4, 2022.
5．Southerland JH, Moss K, Taylor GW, Beck JD, Pankow J, Gangula PR, Offenbacher S：Periodontitis and diabetes associations with measures of atherosclerosis and CHD. Atheroscierosis, 222：196-201, doi：10.1016/j.atherosclerosis.2012.01.026, 2012.
6．Saremi A, Nelson RG, Tulloch-Reid M, Hanson RL, Sievers ML, Taylor GW, Shlossman M, Bennett PH, Genco R, Knowler WC：Periodontal disease and mortality in type 2 diabetes. Diabetes Care, 28：27-32, doi：10.2337/diacare.28.1.27, 2005.
7．Shultis WA, Weil EJ, Looker HC, Curtis JM, Shlossman M, Genco RJ, Knowler WC, Nelson RG：Effect of periodontitis on overt nephropathy and end-stage renal disease in type-2 diabetes. Diabetes Care, 30：306-311, doi：10.2337/dc 06-1184, 2007.
8．日本糖尿病学会編・著：糖尿病診療ガイドライン 2019, 南江堂，東京，2019.
9．Tominaga M, Eguchi H, Manaka H, Igarashi K, Kato T, Sekikawa A：Impaired glucose tolerance is a risk factor for cardiovascular disease, but not impaired fasting glucose：The Funagata Diabetes Study. Diabetes Care, 22：920-924, doi：10.2337/diacare.22.6.920, 1999.
10．Ohkubo Y, Kishikawa H, Araki E, Miyata T, Isami S, Motoyoshi S, Kojima Y, Furuyoshi N, Shichiri M：Intensive insulin therapy prevents the progression of diabetic microvascular complications in Japanese patients with non-insulin-dependent diabetes mellitus：a randomized prospective 6-year study. Diabetes Res Clin Pract, 28：103-117, 1995.
11．Peng CH, Yang YS, Chan KC, Kornelius E, Chiou JY, Huang CN：Periodontal treatment and the risks of cardiovascular disease in patients with type 2 diabetes：A retrospective cohort study. Intern Med, 56：1015-1021, doi：10.2169/internalmedicine.56.7322, 2017.
12．D'Aiuto F, Gkranias N, Bhowruth D, Khan T, Orlandi M, Suvan J, Masi S, Tsakos G, Hurel S, Hingorani AD, Donos N, Deanfield JE, TASTE Group：Systemic effects of periodontitis treatment in patients with type 2 diabetes：a 12 month, single-centre, investigator-masked, randomised trial. Lancet Diabetes Endocrinol, 6：954-965, doi：10.1016/S 2213-8587(18)30038-X, 2018.
13．Bullon P, Cordero MD, Quiles JL, Morillo JM, del Carmen Ramirez-Tortosa M, Battino M：Mitochondrial dysfunction promoted by porphyromonas gingivalis lipopolysaccharide as a possible link between cardiovascular disease and periodontitis. Free Radic Biol Med, 50：1336-1343, doi：10.1016/j.freeradbiomed.2011.02.018, 2011.
14．Sun X, Mao Y, Dai P, Li X, Gu W, Wang H, Wu G, Ma J, Huang S：Mitochondrial dysfunction is involved in the aggravation of periodontitis by diabetes. J Clin Periodontol, 44：463-471, doi：10.1111/jcpe.12711, 2017.
15．Naik E, Dixit VM：Mitochondrial reactive oxygen species drive proinflammatory cytokine production. J Exp Med, 208：417-420, doi：10.1084/jem.20110367, 2011.
16．Masi S, Orlandi M, Parkar M, Bhowruth D, Kingston I, O'Rourke C, Virdis A, Hingorani A, Hurel SJ, Donos N,

D'Aiuto F, Deanfield J : Mitochondrial oxidative stress, endothelial function and metabolic control in patients with type II diabetes and periodontitis : A randomised controlled clinical trial. Int J Cardiol, 71 : 263-268, doi : 10.1016/j.ijcard.2018.05.019, 2018.

17. Wang Y, Liu HN, Zhen Z, Pclckos G, Wu MZ, Chen Y, Tonetti M, Tse HF, Yiu KH, Jin L : A randomized controlled trial of the effects of non-surgical periodontal therapy on cardiac function assessed by echocardiography in type 2 diabetic patients. J Clin Periodontol, 47 : 726-736, doi : 10.1111/jcpe.13291, 2020.

18. Choi SE, Sima C, Pandya A : Impact of treating oral disease on preventing vascular diseases : A model-based cost-effectiveness analysis of periodontal treatment among patients with type 2 diabetes. Diabetes Care, 43 : 563-571, doi : 10.2337/dc 19-1201, 2020.

関係論文の構造化抄録：

1） Peng CH, Yang YS, Chan KC, Kornelius E, Chiou JY, Huang CN :

Periodontal treatment and the risks of cardiovascular disease in patients with type 2 diabetes : A retrospective cohort study.

Intern Med, 56 : 1015-1021. doi : 10.2169/internalmedicine.56.7322. 2017.

目　　　　的：歯周治療が2型糖尿病と歯周炎を有する患者のCVDの発症に影響を及ぼすかどうか検証する．

研究デザイン：後ろ向きコホート研究

研　究　施　設：台湾住民1991〜2001年台湾全民健康保険利用者360,000人から18歳未満もしくは1999年以前にCVDを発症していた者を除き無作為抽出した2型糖尿病患者

CVDの発症あるいは2011年の12月末までフォローアップ

対　　　　象：糖尿病と歯周病を有する患者

介　入　処　置：Advanced periodontal treatment（歯肉縁下デブライドメント，フラップ手術）群　3,039人

Non-advanced periodontal treatment（上記以外の非外科的歯周治療）群　12,156人

曝　　　　露：歯周治療

主要評価項目：心筋梗塞・心不全・脳卒中の発症の有無

結　　　　果：CVD全般の発症率については両群間で有意差は認められなかったが，Advanced periodontal treatmentは心筋梗塞と心不全の発症率を減少させた．脳卒中の発症に関しては実験群と対照群で有意差はなかった．

結　　　　論：Advanced periodontal treatmentは心筋梗塞と心不全の発症率を減少させる．

（レベル3）

2） D'Aiuto F, Gkranias N, Bhowruth D, Khan T, Orlandi M, Suvan J, Masi S, Tsakos G, Hurel S, Hingorani AD, Donos N, Deanfield JE, TASTE Group :

Systemic effects of periodontitis treatment in patients with type 2 diabetes : a 12 month, single-centre, investigator-masked, randomised trial.

Lancet Diabetes Endocrinol, 6 : 954-965, doi : 10.1016/S2213-8587(18)30038-X, 2018.

目　　　　的：歯周治療が2型糖尿病と歯周炎を有する患者の血糖コントロールに及ぼす影響について検証する．

研究デザイン：無作為比較試験

研　究　施　設：英国内 4 つの地方病院，15 の医科・歯科診療所

対　　　　　象：糖尿病と中等度 / 重度歯周炎を有する患者 264 人

介　入　処　置：intensive periodontal treatment（IPT）群 133 人；SRP，必要時オペ，再SRP

　　　　　　　　control periodontal treatment（CPT）群 131 人；スケーリング，歯面清掃

曝　　　　　露：歯周治療

主要評価項目：HbA1c

結　　　　　果：12 か月後，CPT 群に比べ IPT 群で HbA1c は有意に減少し，ベースラインの HbA1c・年齢・性差・人種・喫煙歴・糖尿病罹患期間・BMI により補正すると，群間の差は 0.6％であった．なお死に至る合併症は IPT で 8％（1 人死亡），CPT で 8％（3 人死亡）で群間で有意差は認められなかった．

結　　　　　論：IPT は CPT に比べ HbA1c を減少させる．
　　　　　　　　（レベル 1）

3）Masi S, Orlandi M, Parkar M, Bhowruth D, Kingston I, O'Rourke C, Virdis A, Hingorani A, Hurel SJ, Donos N, D'Aiuto F, Deanfield J :

Mitochondrial oxidative stress, endothelial function and metabolic control in patients with type Ⅱ diabetes and periodontitis : A randomized controlled clinical trial.

Int J Cardiol, 271 : 263-268, doi : 10.1016/j.ijcard.2018.05.019, 2018.

目　　　　　的：2 型糖尿病と歯周炎を有する患者に対する歯周治療によるミトコンドリア由来活性酸素種（mtROS）の変化が血管内皮機能や血糖コントロールの改善に関連があるかどうかを検証する．

研究デザイン：無作為比較試験

研　究　施　設：英国 Eastman Dental Hospital と 2 つの地方病院

対　　　　　象：糖尿病と中等度 / 重度歯周炎を有する患者 51 人

介　入　処　置：intensive periodontal treatment（IPT）群 27 人；SRP，必要時オペ
　　　　　　　　control periodontal treatment（CPT）群 24 人；スケーリング，歯面清掃

曝　　　　　露：歯周治療

主要評価項目：末梢血単核細胞中の mtROS レベル，炎症性サイトカイン，血糖コントロール，血管内皮機能

結　　　　　果：術後 6 か月で mtROS，HbA1c，グルコース，INF-γ，TNF-α 値は CPT に比べ IPT で低く，血管内皮機能を改善した．

結　　　　　論：IPT により mtROS の産生は低下し，血管内皮機能の改善と血糖コントロールと相関があった．
　　　　　　　　（レベル 1）

4）Wang Y, Liu HN, Zhen Z, Pelekos G, Wu MZ, Chen Y, Tonetti M, Tse HF, Yiu KH, Jin L :

A randomized controlled trial of the effects of non-surgical periodontal therapy on cardiac function assessed by echocardiography in type 2 diabetic patients.

J Clin Periodontol, 47 : 726-736, doi : 10.1111/jcpe.13291, 2020.

目　　　　的：2型糖尿病と歯周炎を有する患者において歯周治療が左心室拡張機能に影響を与えるかどうかを評価する.

研究デザイン：無作為比較試験

研 究 施 設：香港 Prince Phillip Dental Hospital, Queen Mary Hospital

対　　　　象：糖尿病と歯周炎を有する患者58人

介 入 処 置：対照群29人；OHI（口腔清掃指導）のみ（研究終了後6か月から実験群と同様の歯周治療）
実験群29人；OHI＋非外科的歯周治療（ハンドインスツルメントや超音波スケーラーを用いたスケーリング・ルートデブライドメント）

曝　　　　露：非外科的歯周治療

主要評価項目：左心室機能拡張機能；イー・オーバー・イープライム比（E/e'）

結　　　　果：非外科的歯周治療は歯周組織の状態を著しく改善させるとともに，有意にE/e'を下げる.

結　　　　論：非外科的歯周治療は左心室拡張機能を改善し，2型糖尿病と歯周炎を有する患者における循環器疾患ケアに貢献できる可能性がある.
（レベル1）

5）Choi SE, Sima C, Pandya A :

Impact of treating oral disease on preventing vascular diseases : A model-based cost-effectiveness analysis of periodontal treatment among patients with type 2 diabetes.

Diabetes Care, 43 : 563-571, doi : 10.2337/dc19-1201, 2020.

目　　　　的：2型糖尿病患者に対する歯周治療の拡充による cost-effectiveness を検証する.

研究デザイン：後ろ向きコホート研究
米国市民の口腔状態（喪失歯数），2型糖尿病，2型糖尿病関連微小血管障害（網膜症，神経障害，腎症），大血管障害：CVD（心筋梗塞，脳卒中）に関するデータとこれまで2型糖尿病患者に対して歯周治療を行った臨床研究[11,12]で評価されたパラメーター（主に HbA1c）をもとに確率的マイクロシミュレーションモデルを用いてコンピュータ解析し，歯周治療の介入による生涯医療費と健康増進の関わりを推量

対　　　　象：米国国民健康栄養調査（NHANES）（2009〜2014年）登録の26,056人

曝　　　　露：歯周治療

主要評価項目：2型糖尿病の合併症発症リスクの変化

結　　　　果：2型糖尿病と歯周炎を有する患者に対する非外科的歯周治療を行うことで歯の喪失リスクを34.1％まで，腎症，神経障害，網膜症の発症リスクをそれぞれ20.5, 17.7, 18.4％まで減少させることが予測される. CVDの発症リスクに対しては歯周治療の有効性はない.

結　　　　論：2型糖尿病と歯周炎を有する患者に非外科的歯周治療を行うことで有意に歯の喪失数に加え，血糖コントロールを介して2型糖尿病合併症の微小血管障害の減少が期待できる.
（レベル3）

5　糖尿病に関連した透析患者は歯周病になりやすいか？

A 糖尿病でない透析患者よりも歯周炎に罹患しやすい.

背景・目的:

　日本透析医学会は，1968 年から，全国のほぼすべての透析療法施設を対象施設に，毎年末時点における慢性透析療法の現況を調査している．その結果，2020 年 12 月 31 日現在，透析患者数は年々増加し，347,671 人（平均 69.4 歳）に達し，人口 100 万人あたりの患者数は 2,754人，原疾患は糖尿病性腎症（39.5％），慢性糸球体腎炎（25.3％），腎硬化症（12.1％）の順となっている．さらに，2020 年透析導入患者数 40,744 人，年間死亡患者数 34,414 人，年間粗死亡率9.9％であった[1]．また，2020 年の透析治療方法の全体に占める各透析治療形態の割合は，血液透析 49.3％，血液透析濾過 47.1％，血液濾過 0.004％，血液吸着透析 0.4％，在宅血液透析0.2％，腹膜透析・血液透析併用を含めて 3.0％であった[1]．一方，透析治療にかかる費用は，外来血液透析では 1 か月約 40 万円，年間約 480 万円が必要といわれている[2]．そこで，増え続ける糖尿病に起因した透析患者における歯周治療に対する反応について検討を行った．

解　説:

　アテローム性動脈硬化症研究の対象者 5,537 人（45〜64 歳）で，歯周病と腎機能の低下との関係を調査し，健常または歯肉炎群に比べ，初期の歯周炎群ではオッズ比 3.2（95％信頼区間1.32-7.76），重度の歯周炎群ではオッズ比 5.4（95％信頼区間 2.08-13.99）と各々クレアチニン濃度が高値を示したことが報告されている[3]．また，2 型糖尿病教育入院患者 109 人（61±10歳，男性 50 人，女性 59 人）の歯周病罹患状態，糖尿病所見および糖尿病合併症との関係を検討し，糖尿病性腎症第 3 期になると，第 1 期，第 2 期と比べ，現在歯数が少なく，歯周炎が進行していたことが示されている[4]．

　次に，透析患者 128 人を調査した研究では，20％（25 人）が無歯顎で，有歯顎（12±8 本）の透析患者 103 人（63±13 歳，男性 60 人，女性 43 人）も，透析前に発症したと思われる歯周炎（37％）が進行していたと報告されている[5]．さらに，糖尿病性腎症に起因した透析患者は，糖尿病でない透析患者より血中 Ca や P の低下がみられ，欠損歯数が多いことも報告されている[6]．

　歯周病と慢性腎症との関係を評価したシステマティックレビューによると，歯周病の存在により，慢性腎症のリスクが 60％（オッズ比 1.6，95％信頼区間 1.44-1.79）高くなり[7]，また，慢性腎症第 5 期（透析）になると，1/4 の患者は，ほとんど歯を磨かず，歯間清掃用具の使用頻度も少なく，歯周炎罹患率が増えること（透析あり 57％信頼区間 39.3-72.8，透析なし 32％信頼区間 19.0-47.6）が示されている[8]．

　歯周病が透析患者の QOL 低下に関連し[9]，慢性腎症や透析患者の歯周病が，死亡率に影響する可能性も示唆されている[10-12]．さらに，透析患者 211 人（64±13 歳：男性 131 人，女性80 人）を 7 年間追跡し，ベースライン時に歯周病を有する者は，肺炎による累積死亡率が高いこと（$p<0.01$），歯周病は，肺炎死の独立したリスクファクターであること（ハザード比 3.5，95％信頼区間 1.14-10.64）が示されている[13]．

ーション

したがって，糖尿病性腎症に起因した透析患者では，歯周炎の罹患率が上昇し，それに伴い歯の喪失が助長され，QOL 低下に関連し，その後の肺炎死につながるものと考えられている[9-14]．

さらに，糖尿病性腎症による透析患者，腎症のない糖尿病患者，健常対照者に対する非外科的歯周治療が炎症指数に与える影響について検討した横断研究では，TNF-α が，健常者と歯周治療後の糖尿病患者における炎症のモニタリングに有用である可能性が示された[15]．

一方，血液透析や腹膜透析を受けている患者に対する非外科的歯周治療が，炎症マーカーを下げ，代謝を改善することができるかどうかを評価したシステマティックレビューによると，高感度 CRP（hs-CRP）値を中程度に低下させることができるが，IL-6 や Alb 値には有意な変化を示さなかったことが報告されている[16]．しかし，慢性腎臓病（CKD）を伴う歯周炎患者に対する非外科的歯周治療の影響を評価したシステマティックレビューにおいては，非外科的歯周治療の腎機能に対する有用性を結論づけるには，エビデンスが不十分と結論づけられている[17]．

以上のことから，透析患者の歯周治療により，炎症マーカーである hs-CRP の低下が期待されるが，エビデンスが不十分である．

文献ストラテジー：

電子文献データベースとして，MEDLINE を検索した．MEDLINE に用いた検索ストラテジーは，"Diabetes Mellitus"［MeSH Terms］AND "Diabetic Nephropathy"［Mesh Terms］AND "Hemodialysis"［MeSH Terms］AND "Periodontal Disease"［MeSH Terms］AND "Periodontal Treatment"［MeSH Terms］Filters；Humans で，関連のある論文を抽出した後，その論文の参考文献リストについても内容の検討を行った．主要な情報として，歯周病の罹患および歯周治療に関する糖尿病性腎症と血液透析患者での比較検討を採取した．

検索式

seq.	terms and strategy	hits
#1	"diabetes mellitus"［MeSH Terms］	477,531
#2	"diabetic nephropathy"［MeSH Terms］	28,045
#3	"hemodialysis"［MeSH Terms］	122,033
#4	"periodontal disease"［MeSH Terms］	92,580
#5	"periodontal treatment"［MeSH Terms］	17,336

#1 AND #2 AND #4
diabetes mellitus［MeSH Terms］AND diabetic nephropathy［MeSH Terms］AND periodontal disease［MeSH Terms］　30

#1 AND #2 AND #3 AND #4
diabetes mellitus［MeSH Terms］AND diabetic nephropathy［MeSH Terms］AND hemodialysis［MeSH Terms］AND periodontal disease［MeSH Terms］　7 English 6

#3 AND #5
hemodialysis［MeSH Terms］AND periodontal treatment［MeSH Terms］　160
hemodialysis［MeSH Terms］AND periodontal treatment［MeSH Terms］Systematic Review　4

最終検索日：2022 年 4 月 30 日

参考文献：

1．花房規男，阿部雅紀，常喜信彦，星野純一，菊地　勘，後藤俊介，神田英一郎，谷口正智，中井　滋，長沼俊秀，長谷川　毅，三浦健一郎，和田篤志，武本佳昭：わが国の慢性透析療法の現況（2020年12月31日現在）．透析会誌，54：611-657，2021．

2．全国腎臓病協議会：透析治療にかかる費用．
https://www.zjk.or.jp/kidney-disease/expense/dialysis/（2022年5月2日閲覧）

3．Kshirsagar AV, Moss KL, Elter JR, Beck JD, Offenbacher S, Falk RJ : Periodontal disease is associated with in the atherosclerosis risk in communities（ARIC）study．Am J Kidney Dis, 45 : 650-657, 2005.

4．川瀬佳奈子，稲垣幸司，長谷川純代，岡本敬予，佐藤厚子，後藤君江，山田和代，原山裕子，上田祐子，高阪利美，向井正視，野口俊英：２型糖尿病患者教育入院時の歯周病と糖尿病，糖尿病合併症との関係．日衛学誌，5：79-88，2010．

5．Cholewa M, Madziarska K, Radwan-Oczko M : The association between periodontal conditions, inflammation, nutritional status and calcium-phosphate metabolism disorders in hemodialysis patients. J Appl Oral Sci, 26 : e 20170495. doi : 10.1590/1678-7757-2017-0495, 2018.

6．Naruishi K, Oishi K, Inagaki Y, Mika B, Ninomiya M, Kawahara K, Minakuchi J, Kawashima S, Shima K, Kido J, Nagata T : Association between periodontal condition and kidney dysfunction in Japanese adults : A cross-sectional study. Clin Exp Dent Res, 2 : 200-207, 2016.

7．Kapellas K, Singh A, Bertotti M, Nascimento GG, Jamieson LM, Perio-CKD collaboration : Periodontal and chronic kidney disease association : a systematic review and meta-analysis. Nephrology（Carlton）, 24 : 202-212, 2019.

8．Ruospo M, Palmer SC, Craig JC, Gentile G, Johnson DW, Ford PJ, Tonelli M, Petruzzi M, Benedittis MD, Strippoli GFM : Prevalence and severity of oral disease in adults with chronic kidney disease : a systematic review of observational studies. Nephrol Dial Transplant, 29 : 364-375, 2014.

9．Iwasaki M, Borgnakke WS, Awano S, Yoshida A, Hamasaki T, Teratani G, Kataoka S, Kakuta S, Soh I, Ansai T, Nakamura H : Periodontitis and health-related quality of life in hemodialysis patients. Clin Exp Dent Res, 3 : 13-18, 2016.

10．Hampole H, Garside D, Marucha P, Lash JP : Periodontal disease, chronic kidney disease and mortality : results from the third National Health and Nutrition Examination Survey. BMC Nephrol, 16 : 97. doi : 10.1186/s 12882-015-0101-x, 2015

11．Sharma P, Dietrich T, Ferro CJ, Cockwell P, Chapple ILC : Association between periodontitis and mortality in stages 3-5 chronic kidney disease : NHANES III and linked mortality study. J Clin Periodontol, 43 : 104-113, 2016.

12．Zhang J, Jiang H, Sun M, Chen J : Association between periodontal disease and mortality in people with CKD : a meta-analysis of cohort studies. BMC Nephrol, 18 : 269. doi : 10.1186/s 12882-017-0680-9, 2017.

13．岩崎正則：血液透析患者における歯周病と肺炎死の関連：７年間のコホート研究．口腔衛生会誌，69：6-9，2019．

14．日本歯周病学会編：歯周病と全身の健康．医歯薬出版，東京，2016，79-81，107-109．

15．Tasdemir Z, Tasdemir FÖ, Gürgan C, Eroglu E, Gunturk I, Kocyigit I : The effect of periodontal disease treatment in patients with continuous ambulatory peritoneal dialysis. Int Urol Nephrol, 50 : 1519-1528, 2018.

16．Yue H, Xu X, Liu Q, Li X, Xiao Y, Hu B : Effects of non-surgical periodontal therapy on systemic inflammation and metabolic markers in patients undergoing haemodialysis and/or peritoneal dialysis : a systematic review and meta-analysis. BMC Oral Health, 20 : 18. doi : 10.1186/s 12903-020-1004-1, 2020.

17．Zhao D, Khawaja AT, Jin L, Chan KW, Tonetti M, Tang SCW, Pelekos G : Effect of non-surgical periodontal therapy on renal function in chronic kidney disease patients with periodontitis : a systematic review and meta-analysis of interventional studies. Clin Oral Investig, 24 : 1607-1618, 2020.

関係論文の構造化抄録：

1）Naruishi K, Oishi K, Inagaki Y, Mika B, Ninomiya M, Kawahara K, Minakuchi J, Kawashima S, Shima K, Kido J, Nagata T :

Association between periodontal condition and kidney dysfunction in Japanese adults : A cross-sectional study.

Clin Exp Dent Res, 2 : 200-207, 2016.

目　　　的：糖尿病の有無と腎不全患者の歯周病と腎機能障害との関係を調査する．

研究デザイン：横断研究

対　　　象：腎不全患者164人（男性105人，女性59人）を，透析治療を受けていな

い糖尿病患者，糖尿病でない透析患者，糖尿病を有する透析患者3群で検討した．

主要評価項目：推算糸球体濾過量（eGFR）を使用して CKD ステージ（G 1〜G 5）により層別化した患者を対象に，eGFR と歯周病パラメーターとの相関関係を検討した．

結　　　果：糖尿病を有する透析患者では，透析治療を受けていない糖尿病患者や糖尿病でない透析患者よりも欠損歯数が有意に多かった．また，eGFR と欠損歯数の間には有意な負の相関がみられた．

結　　　論：糖尿病を有する透析患者では，歯周病が悪化し，歯を喪失するリスクが非常に高いことが示唆された．

2）Ruospo M, Palmer SC, Craig JC, Gentile G, Johnson DW, Ford PJ, Tonelli M, Petruzzi M, Benedittis MD, Strippoli GFM :
Prevalence and severity of oral disease in adults with chronic kidney disease : a systematic review of observational studies.
Nephrol Dial Transplant, 29 : 364-375, 2014.

目　　　的：口腔疾患は慢性腎臓病（CKD）患者で増加する可能性があり，炎症や栄養不良との関連から，心血管疾患，死亡率の修正可能なリスクファクターとなる可能性がある．そこで，成人の CKD 患者における口腔疾患の有病率から，口腔疾患と死亡率の関連性を調査した．

研究デザイン：システマティックレビュー

対　　　象：MEDLINE（2012 年 9 月まで）にて検索した成人の CKD 患者における口腔衛生を評価した観察研究のシステマティックレビューを行った．

主要評価項目：ランダム効果メタアナリシスを用いて，有病率，全死亡率および心血管系死亡率との関連をまとめた．

結　　　果：125 集団，11,340 人の成人を対象とした 88 研究が対象となった．慢性腎症第 5 期（透析）になると，患者の 1/4 は，ほとんど歯を磨かず，デンタルフロスのような歯間清掃用具の使用頻度も少なく，歯周炎罹患率が増えること（透析あり 57%信頼区間 39.3-72.8，透析なし 32%信頼区間 19.0-47.6）が示された．

結　　　論：歯周炎は成人 CKD 患者に多くみられ，予防歯科の重要性が示唆された．

3）Iwasaki M, Borgnakke WS, Awano S, Yoshida A, Hamasaki T, Teratani G, Kataoka S, Kakuta S, Soh I, Ansai T, Nakamura H :
Periodontitis and health-related quality of life in hemodialysis patients.
Clin Exp Dent Res, 3 : 13-18, 2016.

目　　　的：血液透析患者における歯周炎と健康関連 QOL（Health Related Quality of Life：HRQoL）の関連を検討することを目的とした．

研究デザイン：横断研究

研 究 施 設：北九州市の医療センター

対　　　　　象：血液透析を受けた歯列矯正患者 188 人

主要評価項目：健康関連 QOL（HRQoL），Medical Outcomes Study 36-Item Short Form Health Survey（SF-36）により評価し，スコアが高いほど健康状態が良好であることを示す．
　　　　　　　歯周炎群と SF-36 の 8 つの健康領域との関連は，年齢，性別，透析の原因，透析期間，併存疾患，血清バイオマーカー，肥満度，喫煙状況，アルコール摂取で調整した一般線形モデルを用いて評価した．

曝　　　　　露：米国歯周病学会歯周炎症例定義に準じて，重度歯周炎，中等度歯周炎，軽度歯周炎の 3 群に分類して解析

結　　　　　果：重度歯周炎 18 人（9.6%），中等度歯周炎 100 人（53.2%），軽度歯周炎 70 人（37.2%）であった．歯周炎がない／軽度群と比較して，重度の歯周炎群では，SF-36 健康尺度 8 項目のうち，身体機能，活力，社会機能，精神健康の 5 項目でスコアが低下した（$p < 0.05$）．

結　　　　　論：透析患者における重度歯周炎と HRQoL の低下との独立した関係を示唆した．

4）Tasdemir Z, Tasdemir FÖ, Gürgan C, Eroglu E, Gunturk I, Kocyigit I :
The effect of periodontal disease treatment in patients with continuous ambulatory peritoneal dialysis.
Int Urol Nephrol, 50 : 1519-1528, 2018.

目　　　　　的：糖尿病性腎症による CAPD（continuous ambulatory peritoneal dialysis，連続携行式腹膜透析）を受けている患者，腎症のない糖尿病患者，健常対照者に対する非外科的歯周治療が炎症指数に与える影響について検討することを目的とした．

研究デザイン：横断研究

研 究 施 設：トルコの歯科病院

対　　　　　象：糖尿病性腎症による CAPD 患者 32 人（Ⅲ群），腎症のない糖尿病患者 31 人（Ⅱ群），健常者 38 人（Ⅰ群）で，すべて慢性歯周炎患者

主要評価項目：プラーク指数（PI），歯肉炎指数（GI），プロービングデプス（PD），血中の TNF-α，IL-6，高感度 CRP（hs-CRP），Pentraxin 3（PTX-3）

結　　　　　果：すべての炎症マーカーは，ベースライン時にⅢ群で他の 2 群より有意に高値であった．TNF-αは，歯周治療後，3 か月目に全群で有意に減少した．PTX-3，IL-6，Hs-CRP 値は，歯周治療後，3 か月目にⅢ群で有意に減少した．

結　　　　　論：歯周病は糖尿病性 CAPD 患者における重要な炎症源であり，歯周治療は，TNF-α，PTX-3，IL-6，hs-CRP などの炎症マーカーによりモニターすることが可能である．TNF-αは，健常者と歯周治療後の糖尿病患者における炎症のモニタリングに有用である可能性が示唆された．

5）Yue H, Xu X, Liu Q, Li X, Xiao Y, Hu B :
Effects of non-surgical periodontal therapy on systemic inflammation and metabolic

markers in patients undergoing haemodialysis and/or peritoneal dialysis : a systematic review and meta-analysis.
BMC Oral Health, 20 : 18. doi : 10.1186/s12903-020-1004-1, 2020.

目　　　　的：血液透析や腹膜透析を受けている患者において，非外科的歯周治療（NSPT）が全身性炎症マーカーを下げ，代謝を改善することができるかどうかを調べることを目的とした．
研究デザイン：システマティックレビュー
対　　　　象：電子データベース（PubMed, EMBASE, CENTRAL, CNKI, WFPD）を用いて，2019年7月までに実施された無作為比較試験を検索した．研究内のバイアスリスクは，Cochrane Collaboration のリスク評価ツールで評価した．
主要評価項目：全身性の炎症および代謝のアウトカムには，高感度 CRP（hs-CRP），IL-6，TNF-α，アルブミン（Alb），脂質の代謝物レベルなど
結　　　　果：5つの無作為比較試験が本研究に含まれた．歯周炎未治療群と比較して，NSPT 後の透析患者は，2か月以内での hs-CRP 値の有意な減少が認められた．NSPT 後の IL-6 および Alb 値については，3か月後，6か月後のいずれの追跡調査においても有意な差はみられなかった．
結　　　　論：NSPT は，血液透析および／または腹膜透析患者の血清 hs-CRP 値を中程度に低下させることができるが，IL-6 や Alb 値には有意な変化を示さなかった．TNF-α と脂質代謝マーカーについては，NSPT 後にこれらのレベルが変化することを支持する十分な根拠は得られなかった．透析患者における全身性炎症および代謝パラメーターに対する NSPT の効果を評価するために，さらなる科学的研究が必要である．

6）Zhao D, Khawaja AT, Jin L, Chan KW, Tonetti M, Tang SCW, Pelekos G :
Effect of non-surgical periodontal therapy on renal function in chronic kidney disease patients with periodontitis : a systematic review and meta-analysis of interventional studies.
Clin Oral Investig, 24 : 1607-1618, 2020.

目　　　　的：慢性腎臓病（CKD）を伴う歯周炎患者に対する非外科的歯周治療（NSPT）の影響を評価した．
研究デザイン：システマティックレビュー
対　　　　象：CKD を伴う歯周炎患者に対する NSPT 介入研究について，MEDLINE, EMBASE, PubMed, Cochrane Library, Open GREY を検索し，システマティックレビューとメタアナリシスを実施した．
主要評価項目：NSPT の腎機能への影響
結　　　　果：4件のケースシリーズ研究から109人，1件の無作為比較試験から97人がこのレビューに含まれた．対象となった研究の60%（3/5）は，透析患者の栄養状態および全身性炎症に対する NSPT の効果を目的としていた．他の2つの研究では，CKD ステージ2〜4の患者における NSPT の推算糸球体濾過量（eGFR）に対する改善効果を示していた．さらに，ベース

ラインと 3 か月後の変化を評価するために，eGFR と血清クレアチニンについて 2 つのメタアナリシスが行われた．eGFR のプール平均値は，ランダム効果モデルおよび固定効果モデルを用いて，NSPT 前後で有意な差はなかった．また，クレアチニンの変化は，ランダム効果モデルでは有意差はなかったが，固定効果モデルを用いた場合は有意であった（$p<0.001$）．

結　　論：歯周炎を有する CKD 患者における NSPT の腎機能に対する潜在的な有用性を結論づけるには，十分にデザインされた臨床試験は不足し，十分なエビデンスではなかった．

Q 6 高齢の糖尿病患者では歯周病が増悪しやすいか？

A ▶

高齢の糖尿病患者では血糖コントロールが不良だと，歯周病が重症化しやすい．

背景・目的

　日本は超高齢社会を迎えた．歯周病も糖尿病も，年齢とともに罹患率が高くなる疾患である．平成 28 年の歯科疾患実態調査[1]によれば 65 歳以上の年齢層では 4 mm 以上の歯周ポケットのある者と調査対象歯のないものの合計は 60％以上であった．令和元年国民健康・栄養調査[2]によれば 70 歳以上の男性の 26.4％，女性の 19.6％で糖尿病が強く疑われた．両疾患が超高齢社会における日本人の QOL 維持，あるいは医療費に与える影響は小さくない．また糖尿病と歯周病の罹患率，重症度には双方向性の関連があることが明らかにされている[3,4]．そこで，高齢の糖尿病患者では歯周炎罹患率が高いのか，歯周炎が重症化しやすいのかについて検討を行った．

解　説：

　糖尿病患者の歯周炎罹患について 65 歳以上を含む年齢別の解析が行われている研究を抽出した．

　日本において，健診受診者 5,856 人の 5 年間の歯周病罹患の変化を調査したところ，CPI コード 3 または 4 になる相対危険度は，HbA1c (NGSP)≧6.5％の場合，HbA1c＜6.5％に比較して 1.17 であった[5]．年齢（加齢）による相対危険度は 1.03 であった．HbA1c≧6.5％群 150 人中に 60 歳以上は 10 人含まれるが，その 10 人について他の若い年齢層との間での歯周病発症の相対危険度比較には言及していない．加齢と血糖コントロール不良はそれぞれ独立して歯周炎発症のリスクであることが示された．

　また，糖尿病患者 6,099 人の病態と口腔所見の関係を検討したところ，現在歯数が 20 歯未満となるオッズ比は，1 型糖尿病患者では 60 歳以上群は 60 歳未満群と比較して 4.01 であり，2 型糖尿病患者では 2.68 であった[6]．1 型糖尿病，2 型糖尿病ともに，血糖コントロールの程度による調整を HbA1c 7％と 8％で行った場合に，このオッズ比に大きな違いがなかったことより，年齢が高いことによる歯の喪失リスクは糖尿病の重症度からは大きな影響を受けないことが示唆された．

　一方，スウェーデンの高齢者のみを対象とした研究では，高齢者を 60〜67 歳，72〜78 歳，81 歳以上の 3 群に分けて，歯周病罹患と糖尿病を含む全身状態についての項目との相関を調べた[7]．高齢群になるほど歯周炎罹患率が高く，オッズ比は 1.8 であったが，すべての群において，糖尿病を含む全身状態と歯周炎罹患に相関は認められなかった．

　米国の 1971 年から 2012 年の間の 9 回にわたる米国国民健康栄養調査（NHANES）の結果から糖尿病罹患と歯の喪失の関係を検討した研究では，糖尿病と年齢はそれぞれ歯の喪失の有意なリスクファクターであった[8]．糖尿病が歯の喪失のペースに及ぼす影響を検討したところ，非ヒスパニック系白人においては糖尿病群のほうが非糖尿病群よりも年齢上昇に伴う歯の喪失ペースが有意に速かったが，非ヒスパニック系黒人とメキシカンアメリカンにおいては有意差を認めなかった．

　以上の研究では，糖尿病患者において加齢により歯周炎の罹患率あるいは歯の喪失本数が上昇することは一致していた．しかし，高齢の糖尿病患者が同年代の非糖尿病患者に比較して歯周炎に罹患しやすい，あるいは歯周炎が重症化しやすいことを示してはいない．その理由として，これらの研究は糖尿病患者の血糖コントロールレベルに細かく言及しておらず，一律に HbA1c 6.5％を境界値として群分けしていること，また高齢者を広く含む糖尿病患者を年齢層別に解析してはいないことが影響している可能性がある．

　日本老年医学会と日本糖尿病学会は『高齢者糖尿病診療ガイドライン』[9]，『高齢者糖尿病治療ガイド』[10]を発刊し，高齢者糖尿病特有の特徴，診療について見解を明らかにしている．その中には，①高齢者糖尿病で血糖コントロールが不良だと，歯周病が増悪しやすい，②加齢とともに耐糖能は低下し，糖尿病の頻度が増加する，③高齢者糖尿病の特徴として，認知症，認知機能障害，うつ，ADL 低下，サルコペニアなどの老年症候群をきたしやすい，との記載がある．そして，④血糖コントロールが不良な糖尿病患者は歯周炎が重症化しやすいことについてもコンセンサスが得られている．これらの事項から，高齢糖尿病患者では血糖コントロールが不良になりやすいため，あるいは ADL の低下などから歯周炎の原因となる口腔内の細菌性プラークに対するセルフプラークコントロールが不十分となるため，歯周炎になりやすいと考えることは妥当と思われる．

　高齢者糖尿病は一般に 65 歳以上の糖尿病を示すが，若い人の糖尿病と異なる特徴を示すのは 75 歳以上の後期高齢者の糖尿病である．したがって，前期高齢者，後期高齢者に区分し，さらに血糖コントロールレベルにより群分けをした歯周炎罹患率，歯周炎重症度調査が必要と考えられる．

文献ストラテジー

　電子文献データベースとして，PubMed を検索した．PubMed に用いた検索ストラテジーは，"Diabetes Mellitus" [Mesh Terms]，Diabetes Complications [Mesh Terms]，"Periodontal Disease" [Mesh Terms]，"Aged" [Mesh Terms]，"Prevalence" [Mesh Terms] で，関連のある論文を抽出した後，その論文の参考文献についても内容の検討を行った．

seq.	terms and strategy	hits
#1	"Diabetes Mellitus" [Mesh Terms]	482,901
#2	"Diabetes Complications" [Mesh Terms]	144,933
#3	"Periodontal Disease" [Mesh Terms]	93,105
#4	"Aged" [Mesh Terms]	3,405,976
#5	"Prevalence" [Mesh Terms]	332,228
#6	#1 AND #3 AND #4 AND #5	80
#7	#2 AND #3 AND #4 AND #5	20

最終検索日 2022 年 7 月 14 日

参考文献：

1．厚生労働省医政局歯科保健課歯科口腔保健推進室：平成 28 年歯科疾患実態調査結果の概要．
　　https://www.mhlw.go.jp/toukei/list/dl/62-28-02.pdf
2．厚生労働省健康局健康課栄養指導室：令和元年国民健康・栄養調査結果の概要．
　　https://www.mhlw.go.jp/content/ 000711005.pdf
3．日本歯周病学会編：糖尿病患者に対する歯周治療ガイドライン，改訂第 2 版．東京，2014．
4．日本糖尿病学会編・著：糖尿病診療ガイドライン 2019．南江堂，東京，2019．

5．Morita I, Inagaki K, Nakamura F, Noguchi T, Matsubara T, Yoshii S, Nakagaki H, Mizuno K, Sheiham A, Sabbah W : Relationship between periodontal status and levels of glycated hemoglobin. J Dent Res, 91 : 161-166, 2012.

6．Inagaki K, Kikuchi T, Noguchi T, Mitani A, Naruse K, Matsubara T, Kawanami M, Negishi J, Furuichi Y, Nemoto E, Yamada S, Yoshie H, Tabeta K, Tomita S, Saito A, Katagiri S, Izumi Y, Nitta H, Iwata T, Numabe Y, Yamamoto M, Yoshinari N, Fujita T, Kurihara H, Nishimura F, Nagata T, Yumoto H, Naito T, Noguchi K, Ito K, Murakami S, Nishimura R, Tajima N : A large-scale observational study to investigate the current status of diabetic complications and their prevention in Japan (JDCP study 6): baseline dental and oral findings. Diabetol Int, 12 : 52-61, 2020.

7．Renvert S, Persson RE, Persson GR : Tooth loss and periodontitis in older individuals : results from the Swedish National Study on Aging and Care. J Periodontol, 84 : 1134-1144, 2013.

8．Luo H, Pan W, Sloan F, Feinglos M, Wu B : Forty-year trends in tooth loss among American adults with and without diabetes mellitus : an age-period-cohort analysis. Prev Chronic Dis, 12 : 150309, doi : 10.5888/pcd 12.150309, 2015.

9．日本老年医学会・日本糖尿病学会 編・著：高齢者糖尿病診療ガイドライン 2017．南江堂，東京，2017．

10．日本糖尿病学会・日本老年医学会 編・著：高齢者糖尿病治療ガイド 2021．文光堂，東京，2021．

関係論文の構造化抄録：

1）Morita I, Inagaki K, Nakamura F, Noguchi T, Matsubara T, Yoshii S, Nakagaki H, Mizuno K, Sheiham A, Sabbah W :

Relationship between periodontal status and levels of glycated hemoglobin.

J Dent Res, 91 : 161-166, 2012.

目　　　　　的：HbA1c 値と歯周病の程度を比較する．
研究デザイン：後ろ向きコホート研究
研　究　施　設：日本の大学病院
対　　　　　象：愛知県周辺企業健診受診者
　　　　　　　　HbA1c（NGSP）＜6.5%　　5,706 人
　　　　　　　　HbA1c（NGSP）≧6.5%　　　150 人
曝　　　　　露：HbA1c（NGSP）
主要評価項目：Community Periodontal Index（CPI）3 と 4
結　　　　　果：HbA1c（NGSP）≧6.5%の健診受診者の CPI コード 3 または 4 になる相対
　　　　　　　　危険度は性別，年齢，喫煙，BMI で調整後 1.17 であった．
結　　　　　論：HbA1c 値が高いと歯周病が悪化するリスクを高める．
　　　　　　　　（レベル 3）

2）Renvert S, Persson RE, Persson GR :

Tooth loss and periodontitis in older individuals : results from the Swedish National Study on Aging and Care.

J Periodontol, 84 : 1134-1144, 2013.

目　　　　　的：高齢者の歯の喪失および歯周病の程度と全身の健康状態の関連を評価する．
研究デザイン：横断研究
研　究　施　設：スウェーデン Kristianstad 大学，スウェーデン政府健康社会保障省の協賛
対　　　　　象：スウェーデン Karlskrona 地域の 60～96 歳の住民 1,147 人
　　　　　　　　無歯顎者 200 人を除外した内訳：
　　　　　　　　前期高齢者群（60～67 歳）　350 人

中期高齢者群（72〜78 歳）　263 人

後期高齢者群（81 歳以上）　334 人

曝　　　　露：年齢，歯科受診習慣，糖尿病（HbA1c≧6.5%），心血管疾患，肥満，喫煙，血清 CRP

主要評価項目：残存歯数，プロービングデプス，歯槽骨吸収程度

結　　　　果：歯周炎罹患率は年齢が高いほど上昇した．糖尿病を含む全身健康状態および歯科受診の有無，喫煙は歯周病罹患率に関連していなかった．

結　　　　論：歯周炎罹患率は加齢に伴い上昇する．

（レベル 4）

3 ）Luo H, Pan W, Sloan F, Feinglos M, Wu B :

Forty-year trends in tooth loss among American adults with and without diabetes mellitus : an age-period-cohort analysis.

Prev Chronic Dis, 12 : 150309, 2015.

目　　　　的：歯の喪失の傾向について，糖尿病罹患の有無，年齢，出生コホート，および調査時期との関連を評価する．

研究デザイン：後ろ向きコホート研究

研 究 施 設：米国 Duke 大学

対　　　　象：1971〜2012 年の米国国民健康栄養調査（NHANES）登録 37,609 人

曝　　　　露：糖尿病（診断既往の自己申告），人種，調査時期，出生年

主要評価項目：喪失歯数

結　　　　果：歯の喪失は年齢とともに増加した．非ヒスパニック系白人では糖尿病群において非糖尿病群よりも年齢上昇に伴う歯の喪失ペースが速かった．非ヒスパニック系黒人とメキシカンアメリカンでは，糖尿病の有無による歯の喪失ペースの違いは認められなかった．

結　　　　論：歯の喪失のペースは糖尿病の有無および人種により，実質的に違いがあるといえる．

（レベル 3）

Q7 高齢の糖尿病患者に対して歯周治療は奏効するか？

A

高齢の糖尿病患者に対して歯周治療は奏効し，その反応性は血糖コントロールに依存する．

背景・目的：

糖尿病が強く疑われる人と糖尿病の可能性を否定できない人は約2,000万人と推計され（令和元年国民健康・栄養調査），そのうちの約900万人は70歳以上の高齢者が占めている．さらには，超高齢社会である日本において，寿命延伸とともに歯周病を罹患する高齢者数も増加している．このような背景から，高齢の糖尿病患者で歯周治療を必要とする者は増加しており，高齢の糖尿病患者が歯周治療に対して感受性を持つかを解明する必要がある．

解　説：

文献検索においては，糖尿病と歯周病に罹患している高齢者に対する介入研究を文献ストラテジーに示す4つの「terms and strategy」を用いて抽出した．

まず歯周治療が糖尿病に及ぼす影響として，歯周治療は高齢の2型糖尿病患者において，HbA1cをはじめとした全身的バイオマーカーを改善する[1]，あるいは歯周治療を受けている高齢の糖尿病患者は糖尿病の予後がよい[2]という報告があり，高齢者においても歯周治療により糖尿病の病態が改善されることが報告されている．2015年に報告された，歯周病と糖尿病の双方向性に着目したタイにおける高齢の2型糖尿病患者に対する無作為比較試験[3]では，生活習慣変容ならびに口腔衛生状態改善を促す教育プログラム受講が，歯周組織および糖尿病の臨床パラメーターに及ぼす影響を，受講群と未受講群の比較により受講開始後3か月および6か月で評価している．その結果として，6か月後において，歯周組織の臨床パラメーター（プラーク指数：PI，歯肉炎指数：GI，プロービングデプス：PD，アタッチメントロス）および糖尿病の臨床パラメーター（空腹時血糖値，HbA1c）が受講群において有意に低下することが報告されている．

さて，本Q7の検討課題である，高齢の糖尿病患者に対する歯周治療による歯周組織臨床パラメーター改善を比較した研究は2報認められた[4,5]．2005年に報告された，タイにおける歯周病罹患2型糖尿病非コントロール高齢者に対する，歯周治療（TBIおよびSRPを含む歯周基本治療とドキシサイクリン100 mg/日2週間服用）介入群ならびに非介入群による無作為比較試験[4]では，治療後3か月において，介入群では治療開始前と比較して歯周組織の臨床パラメーター（プロービング時の出血：BOP，PD，クリニカルアタッチメントレベル：CAL，PI）が有意に改善したが，非介入群では改善がみられなかった．この試験結果は，高齢の糖尿病患者において歯周治療が奏効することを示している．さらに，高齢の歯周病罹患糖尿病患者における歯周治療効果を，HbA1c値を基準とした2型糖尿病重症度で比較した前向きコホート研究[5]が2011年に中国より報告された．歯周病と2型糖尿病に罹患している高齢者において，HbA1cが8%未満の群では，治療後3か月における治療開始前と比較したPDおよびCALの改善値は，HbA1cが8%以上の群と比較して統計学的に有意に高値を示したことから，HbA1cが高い2型糖尿病患者では歯周治療の反応性は低下することが示された．

　　以上より，高齢の糖尿病患者に対して歯周治療は奏効し，その治療効果は血糖コントロールに相関すると判断される．

文献ストラテジー：

　　今回の Q に関して，電子検索データベースとして，PubMed を検索した．PubMed に用いた検索ストラテジーは，（"diabetes mellitus"［MeSH Terms］OR（"diabetes"［All Fields］AND "mellitus"［All Fields］）OR "diabetes mellitus"［All Fields］）AND（"Periodontitis"［All Fields］OR "Periodontal"［All Fields］）AND（"Aged"［All Fields］OR "Elderly"［All Fields］OR "Geriatric"［All Fields］OR "Elder"［All Fields］OR "Older"［All Fields］）AND（"Response"［All Fields］OR "Therapy"［All Fields］OR "Treatment"［All Fields］）で関連のある論文を抽出した．さらには，PubMed の Similar articles の検討と，当該論文に引用された文献の検討を行った．

検索式

seq.	terms and strategy	hits
#1	"diabetes mellitus"［MeSH Terms］OR（"diabetes"［All Fields］AND "mellitus"［All Fields］）OR "diabetes mellitus"［All Fields］	463,368
#2	"Periodontitis"［All Fields］OR "Periodontal"［All Fields］	77,432
#3	"Aged"［All Fields］OR "Elderly"［All Fields］OR "Geriatric"［All Fields］OR "Elder"［All Fields］OR "Older"［All Fields］	5,864,463
#4	"Response"［All Fields］OR "Therapy"［All Fields］OR "Treatment"［All Fields］	7,410,029

#1AND#2AND#3AND#4（"diabetes mellitus"［MeSH Terms］OR（"diabetes"［All Fields］AND "mellitus"［All Fields］）OR "diabetes mellitus"［All Fields］）AND（"Periodontitis"［All Fields］OR "Periodontal"［All Fields］）AND（"Aged"［All Fields］OR "Elderly"［All Fields］OR "Geriatric"［All Fields］OR "Elder"［All Fields］OR "Older"［All Fields］）AND（"Response"［All Fields］OR "Therapy"［All Fields］OR "Treatment"［All Fields］）
Filter：Human
Filter：Aged：65 + years　　　　　　　　　　　　　　　　　　　　　　　　323

最終検索日：2022 年 6 月 27 日

参考文献：

1．Obadan-Udoh E, Jordan S, Mudah O, Borgnakke W, Tavares M : Gap analysis of older adults with type 2 diabetes receiving nonsurgical periodontal therapy. J Evid Based Dent Pract, 17 : 335-349, 2017.
2．Saito M, Shimazaki Y, Nonoyama T, Tadokoro Y : Association between dental visits for periodontal treatment and type 2 diabetes mellitus in an elderly Japanese cohort. J Clin Periodontol, 44 : 1133-1139, 2017.
3．Saengtipbovorn S, Taneepanichskul S : Effectiveness of lifestyle change plus dental care program in improving glycemic and periodontal status in aging patients with diabetes : a cluster, randomized, controlled trial. J Periodontol, 86 : 507-515, 2015.
4．Promsudthi A, Pimapansri S, Deerochanawong C, Kanchanavasita W : The effect of periodontal therapy on uncontrolled type 2 diabetes mellitus in older subjects. Oral Dis, 11 : 293-298, 2005.
5．Ou L, Li R : Effect of periodontal treatment on glycosylated hemoglobin levels in elderly patients with periodontal disease and type 2 diabetes. Chin Med J (Engl), 124 : 3070-3073, 2011.

関係論文の構造化抄録：

1）Promsudthi A, Pimapansri S, Deerochanawong C, Kanchanavasita W :
The effect of periodontal therapy on uncontrolled type 2 diabetes mellitus in older subjects.
Oral Dis, 11 : 293-298, 2005.

目　　　　的	歯周病に罹患している2型糖尿病非コントロール高齢者における歯周治療の効果を検討する．
研究デザイン	無作為比較試験
研 究 施 設	タイ，バンコク Diabetic Clinic of Rajavithi Hospital
対 象 患 者	55～80歳，HbA1c 7.5～11.0%，14歯以上の残存歯および8か所以上の5 mm 以上の歯周ポケット保有の条件をすべて満たす患者52人．このうち歯周治療介入群27人と非介入群25人
主要評価項目	歯周組織臨床パラメーター：BOP，PD，CAL，PI
介 入 処 置	歯周基本治療（TBI，SRP），ドキシサイクリン（100 mg/日）2週間服用
結　　　　果	治療後3か月において，介入群では治療開始前と比較して BOP，PD，CAL，PI が有意に改善したが，非介入群では改善がみられなかった．
結　　　　論	2型糖尿病非コントロール高齢者における歯周治療は奏効する．

2）Ou L, Li R :
Effect of periodontal treatment on glycosylated hemoglobin levels in elderly patients with periodontal disease and type 2 diabetes.
Chin Med J (Engl), 124 : 3070-3073, 2011.

目　　　　的	歯周病と2型糖尿病に罹患している高齢者において，HbA1c 値を基準とする2型糖尿病の重症度が，歯周治療の効果に及ぼす影響を検討する．
研究デザイン	前向きコホート研究
研 究 施 設	中国，北京 General Hospital of People's Liberation Army
対　　　　象	60～88歳，残存歯数15～20本，6か所以上に4 mm 以上のアタッチメントロスと4 mm 以上の歯周ポケットを保有のすべての条件を満たす患者．このうち HbA1c が8%未満の2型糖尿病患者30人と HbA1c が8%以上の2型糖尿病患者77人
主要評価項目	PD，CAL
介 入 処 置	歯周基本治療（TBI，SRP，局所抗菌薬投与，咬合調整，重度歯周炎罹患歯の抜歯）
結　　　　果	HbA1c が8%未満の群では，治療後3か月における治療開始前と比較した PD および CAL の改善値は，HbA1c が8%以上の群と比較して統計学的に有意な高値を示した．
結　　　　論	HbA1c が高い2型糖尿病では歯周治療の反応性は低下する．

推　奨

CQ1 **糖尿病を有する歯周病患者に対して歯周基本治療は HbA1c の改善に有効か？**

推奨

糖尿病を有する歯周病患者に対して，歯周基本治療は HbA1c の改善に有効であり，歯周基本治療の実施を強く推奨する．
（エビデンスの確実性：高　推奨の強さ：強い推奨）

備考

医科での血糖コントロール中の糖尿病を有する歯周病患者において，歯周基本治療介入によって HbA1c は統計学的に有意に改善するという無作為比較試験の報告が多くある．それらによると，歯周基本治療によって改善する HbA1c の値は約 0.5％である．一方で，その効果に否定的な論文も存在する．ただし，その否定的な論文に対する反証論文も発表されているうえに，今回当委員会で実施したメタアナリシスを含め，複数のメタアナリシスにおいて歯周治療による，血糖コントロールの改善効果が支持されている．したがって糖尿病患者に対しては歯周治療が推奨される．

1.　CQ1 の背景

　歯周病と糖尿病の関係については多くの疫学調査が実施されており，両者の双方向性も明らかになっている．糖尿病における歯周治療の効果については，1997 年の Grossi らの報告に始まり多くの報告がされてきたが，その効果に対して否定的な論文も存在する．第 2 版の検索から数年が経過し，新たな研究報告も増えている．「糖尿病を有する歯周病患者に対する歯周基本治療が HbA1c の改善に有効か否か」は臨床上，重要な課題と考えられる．このたび，改めて文献の検索と当委員会で新たにメタアナリシスを実施した．

2.　アウトカム（評価項目，指標）の設定

　「CQ1：糖尿病を有する歯周炎患者に対して歯周基本治療は HbA1c の改善に有効か？」に対するアウトカムとして，以下を設定した．
　1) HbA1c 低下（アウトカム①）
　2) CRP，hsCRP 低下（アウトカム②）

3. 文献の抽出

　今回の CQ に関して，まず PubMed の検索を行った．Filter による絞り込みに際しては，今回の CQ の性質を考慮して，Clinical Trial を用いて文献の絞り込みを行った．PubMed 検索にて採用が適切と判断された文献については，さらに PubMed の Similar article の検討と，当該論文に引用された文献タイトルの吟味を行い，追加の文献の渉猟を行った．

検索式

seq.	terms and strategy	hits
#1	"Periodontitis" [MeSH Terms] OR "Periodontal Diseases" [MeSH Terms]	91,009
#2	"Diabetes Mellitus" [MeSH Terms]	459,441
#3	"Glycemic Control" [All Fields] OR "Hemoglobin A1c" [MeSH Terms]	62,129
#4	"Periodontal Therapy" [All Fields]	51,373
#5	"Intervention" [All Fields]	9,198,194
#6	#1 AND #2 AND #3 AND #4 AND #5 Filters：Humans, English, Clinical trial	77

最終検索日：2021 年 9 月 1 日

解 説

1. パネル会議：推奨の方向と強さを決定

　　CQ1に対して推奨の方向と強さを決めるにあたり，パネル会議はアウトカム全般のエビデンスの確実性と，患者の価値観などの要因とを総合的に検討した．もしパネルによって推奨の方向や強さが異なった場合は，再度討論し，最終的には無記名投票により2/3以上の支持を得た推奨の方向と強さを，パネル会議の総意として決定した．

1）エビデンスの要約
　　①歯周治療による HbA1c の改善
　　　歯周治療介入によって改善がある．（有意差あり）
　　②歯周治療による CRP の改善
　　　歯周治療介入によって改善がある．（有意差あり）

2）アウトカム全般に関するエビデンスの確実性はどうか
　　無作為比較試験は多数存在し，複数の研究結果を横断的に統合し，アウトカム全般に関するエビデンスの確実性は「高」であると判断した．

3）患者の価値観や意向はどうか
　　歯周治療による口腔内の感染源除去によって得られる歯周状態の改善，歯の長期予後の改善，HbA1c の改善に加え，重大な副作用の出現がほぼないことに対する患者・市民の価値観や好みは，おおむね一致すると考えられる．

　　2022 年時点，日本における保険診療で全顎的 SRP を実施した場合の費用は，約18,000 円（3割負担で約5,000 円）である．重度歯周病を合併した糖尿病患者において，歯周基本治療で得られる HbA1c の改善は，おおむね0.5％前後と報告されている．SRP は単純に血糖降下薬の代替となるものではないが，参考として，血糖降下薬を使用した場合の費用対効果の一例を紹介する．日本で現在使用可能な血糖降下薬は7系統あり，その中でビグアナイド薬のメトホルミン（米国糖尿病学会，欧州糖尿病学会では糖尿病治療の第一選択薬）750 mg/日を14週間服用した場合，HbA1c が0.67％改善することが報告されている〔住友ファーマ株式会社メトグルコ（メトホルミン）添付文書（国内第 II 相要領反応検討試験結果）〕．仮に，歯周治療により HbA1c が改善する期間として報告の多い6か月間，本薬剤を使用した場合の処方箋料，調剤料，薬剤料などを概算すると約16,020 円（3割負担で約4,800 円）となる．

4）推奨のグレーディング
　　患者にとって重大なアウトカムのエビデンスの確実性は「高」である．

5）ガイドラインパネルの投票結果
　　すべてのパネルが「糖尿病を有する歯周病患者に対して，歯周治療は HbA1c の改善に有効であり，歯周基本治療の実施を強く推奨する．」を支持した．

2. エビデンスとして採用した論文の構造化抄録

1）Qureshi A, Bokhari SAH, Haque Z, Baloch AA, Zaheer S :

Clinical efficacy of scaling and root planing with and without metronidazole on glycemic control : three-arm randomized controlled trial.

BMC Oral Health, 21 : 253, doi : 10.1186/s12903-021-01620-1, 2021.

目　　　　的：2型糖尿病患者の血糖コントロールは非外科的歯周治療によって，4か月以上改善の維持が可能かどうかを明らかにする．2型糖尿病患者の血糖コントロールに対する非外科的歯周治療の臨床的有効性を評価する．

研究デザイン：無作為比較試験

研 究 施 設：パキスタン Dow University of Health Sciences Karachi

対　　　　象：2型糖尿病を有する歯周病患者150人（最終74人）

主要評価項目：HbA1c，プロービング時の出血（BOP），プロービングデプス（PD），クリニカルアタッチメントレベル（CAL），空腹時血糖値

介 入 処 置：SRP＋メトロニダゾール＋口腔清掃指導群，SRP＋口腔清掃指導群

結　　　　果：時間の経過とともに，BOP，PD，CAL，HbA1c および空腹時血糖値の有意な減少が観察された．対照群と比較して，両方の試験群で同じ変数に有意な減少が観察された（$p<0.05$）．2つの介入群（メトロニダゾールあり群となし群）で変化はなかった．

結　　　　論：SRP は，メトロニダゾール併用の有無とは無関係に2型糖尿病患者の血糖コントロールを改善する．2型糖尿病患者の包括的な糖尿病管理の一部として6か月ごとの SRP が望ましいことが示唆された．

2）Rapone B, Ferrara E, Corsalini M, Qorri E, Converti I, Lorusso F, Delvecchio M, Gnoni A, Scacco S, Scarano A :

Inflammatory status and glycemic control level of patients with type 2 diabetes and periodontitis : A randomized clinical trial.

Int J Environ Res Public Health, 18 : 3018, doi : 10.3390/ijerph18063018, 2021.

目　　　　的：歯周治療後の短期的な血糖コントロールレベルと全身性炎症状態を調査する．

研究デザイン：無作為比較試験

研 究 施 設：イタリア Albania university hospital

対　　　　象：研究開始時点で過去3か月糖尿病治療内容の変更がなく，3年以内に2型糖尿病の診断を受けた歯周病患者187人

主要評価項目：HbA1c，CRP，プラーク指数（PI），歯肉炎指数（GI），PD，CAL

介 入 処 置：非外科的歯周治療93人

結　　　　果：ベースライン時（中央値＝7.7）と非外科的歯周治療後6か月（中央値＝7.2）の HbA1c 値の差は統計的に有意であった（U＝3174.5，$p＝0.012$，r＝0.187）．HbA1c 値と歯周パラメーターは，弱い正の相関関係を示した．6か月後の両グループ間の差に有意差はなかった．6か月の時点で，介入群の CRP 濃度は対照群と比較して有意に低下した（U＝1839.5，$p＝0$，r＝0.472）．さらに，介入群では，ベースラインと6か月の評価の間に統計的

　　　　　　　　　に有意な差を示した（U＝2606.5, p＝0, r＝0.308）.

結　　　　論：歯周治療の介入によって，2 型糖尿病患者は血糖コントロールと CRP 濃
　　　　　　　度を改善できる可能性があり，糖尿病は歯周病の状態に影響を与える.

3）Das AC, Das SJ, Panda S, Sharma D, Taschieri S, Fabbro MD :
Adjunctive effect of doxycycline with conventional periodontal therapy on glycemic
level for chronic periodontitis with type 2 diabetes mellitus subjects.
J Contemp Dent Pract, 20 : 1417-1423, 2019.

目　　　　的：2 型糖尿病を有する慢性歯周炎患者において，ドキシサイクリン併用歯周
　　　　　　　治療が血糖値へ及ぼす影響を評価する.
研究デザイン：無作為比較試験
研 究 施 設：インド Regional Dental College and Hospital
対　　　　象：2 型糖尿病を有する慢性歯周病患者 51 人
主要評価項目：HbA1c, PD, CAL, 食後 2 時間血糖値, 空腹時血糖値
介 入 処 置：グループ I（17 人）SRP, グループ II（17 人）SRP＋ドキシサイクリン
結　　　　果：すべての歯周パラメーターのベースラインと 90 日目の平均差は，対照群
　　　　　　　と比較して介入群（グループ I とグループ II）で有意に高かった（p＜0.01）.
　　　　　　　空腹時血糖値, 食後 2 時間血糖値, HbA1c などの代謝パラメーターは，
　　　　　　　対照群と比較してグループ I および II で減少した. ただし, HbA1c のみ
　　　　　　　が 90 日目に有意に減少した（p＜0.01）. 90 日目の代謝パラメーターは，
　　　　　　　グループ I よりもグループ II で有意に改善した.
結　　　　論：ドキシサイクリン併用の歯周治療は，血糖値を低下させ歯周状態を改善
　　　　　　　させる.

4）El-Makaky Y, Shalaby HK :
The effects of non-surgical periodontal therapy on glycemic control in diabetic pa-
tients : A randomized controlled trial.
Oral Dis, 26 : 822-829, 2020.

目　　　　的：コントロール不良な 2 型糖尿病患者を有する慢性歯周炎患者における，
　　　　　　　非外科的歯周治療の臨床的アウトカムおよび代謝反応を調査する.
研究デザイン：無作為比較試験
研 究 施 設：エジプト Tanta University Hospital
対　　　　象：コントロール不良な 2 型糖尿病患者（HbA1c 17～9％）で慢性歯周炎患者
　　　　　　　88 人〔即時治療（介入）群 44 人，遅延治療（対照）群 44 人〕
主要評価項目：HbA1c, CAL, BOP, PD
介 入 処 置：口腔衛生指導＋SRP＋経口抗菌薬（アモキシシリン 500 mg＋メトロニダ
　　　　　　　ゾール 400 mg）投与
結　　　　果：ベースラインでの臨床的および代謝パラメーターに関して，2 つのグルー
　　　　　　　プ間で統計的に有意な差はなかった. ただし, 3 か月後の経過観察で, 介
　　　　　　　入群は, 対照群よりも有意に優れた臨床的および代謝アウトカムを示した.

　結　　　　論：慢性歯周炎の糖尿病患者に対して，メトロニダゾールとアモキシシリン
　　　　　　　　の組合せの経口投与を併用した非外科的歯周治療は，歯周状態に加えて
　　　　　　　　代謝反応も大幅に改善する．

5 ）Tsobgny-Tsague NF, Lontchi-Yimagou E, Nana ARN, Tankeu AT, Katte JC, Dehayem
MY, Bengondo CM, Sobngwi E :
Effects of nonsurgical periodontal treatment on glycated haemoglobin on type 2 diabe-
tes patients（PARODIA 1 study）: a randomized controlled trial in a sub-Saharan Afri-
ca population.
BMC Oral Health, 18 : 28, doi : 10.1186/s12903-018-0479-5, 2018.

　目　　　　的：サハラ以南のアフリカ都市における，コントロール不良 2 型糖尿病患者
　　　　　　　　である慢性歯周炎患者に対する非外科的歯周治療の効果を評価する．
　研究デザイン：無作為比較試験
　研 究 施 設：カメルーン The National Obesity Center of the Yaoundé Central Hospital
　対　　　　象：コントロール不良 2 型糖尿病（HbA1c 9.3±1.3％）を有する歯周炎患者 34
　　　　　　　　人．投薬治療の変更はなし（最終 15 人）.
　主要評価項目：HbA1c，PD，CAL
　介 入 処 置：10％ポビドンヨードにて歯肉縁下洗浄＋超音波スケーリング＋SRP（n＝17）
　結　　　　果：介入群ではすべての歯周パラメーターが有意に改善したが，対照群では
　　　　　　　　PI のみ改善した．介入群の HbA1c はベースラインと比較して，3 か月後
　　　　　　　　は有意に低下したが，対照群の変化は明らかではなかった．
　結　　　　論：非外科的歯周治療介入すると，コントロール不良な 2 型糖尿病患者の
　　　　　　　　HbA1c は 2.2％減少し，顕著に改善した．

6 ）D'Aiuto F, Gkranias N, Bhowruth D, Khan T, Orlandi M, Suvan J, Masi S, Tsakos G,
Hurel S, Hingorani AD, Donos N, Deanfield JE, TASTE Group :
Systemic effects of periodontitis treatment in patients with type 2 diabetes : a 12
month, single-centre, investigator-masked, randomized trial.
Lancet Diabetes Endocrinol, 6 : 954-965, 2018.

　目　　　　的：2 型糖尿病患者に 2 種類の歯周治療を行い，12 か月後の HbA1c の改善を
　　　　　　　　比較検討する．
　研究デザイン：無作為比較試験
　研 究 施 設：英国 The Eastman Dental Hospital, University College Hospital, Ealing
　　　　　　　　and St Mary's Hospitals
　対　　　　象：残存歯 15 本以上を有する 2 型糖尿病患者を有する中等度から重度の歯周
　　　　　　　　炎患者 264 人
　主要評価項目：PD，BOP，PCR，HbA1c，TNF-α，IL-6，IL-12，IL-8，CRP
　介 入 処 置：歯肉縁下スケーリングや必要部位の歯周外科治療＋3 か月ごとの SPT（n
　　　　　　　　＝133）
　結　　　　果：両群ともにベースライン時の HbA1c は 8.1％であった．12 か月後の

　　　　　　　　　HbA1c 値は，対照群で 8.3％，介入群で 7.8％であった．さらに，年齢・性差・人種・喫煙歴・糖尿病罹患期間・Body Mass Index（BMI）によって補正すると，対照群よりも介入群のほうが，0.6％低かった．

結　　　　論：2 型糖尿病患者のうち，積極的な歯周治療を行った患者群において HbA1c は低下した．

7）Mizuno H, Ekuni D, Maruyama T, Kataoka K, Yoneda T, Fukuhara D, Sugiura Y, Tomofuji T, Wada J, Morita M :

The effects of non-surgical periodontal treatment on glycemic control, oxidative stress balance and quality of life in patients with type 2 diabetes : A randomized clinical trial. PLos ONE, 12 : e0188171, doi : 10.1371/journal.pone.0188171, 2017.

目　　　　的：2 型糖尿病患者の慢性歯周炎患者において，非外科的歯周治療が HbA1c 値，酸化ストレス，QOL に及ぼす影響を調査する．

研究デザイン：無作為比較試験

研 究 施 設：日本 岡山大学病院

対　　　　象：2 型糖尿病を有する慢性歯周炎患者 37 人

主要評価項目：HbA1c，酸化ストレスバランス，QOL，各種歯周パラメーター

介 入 処 置：非外科的歯周治療（SRP＋口腔衛生指導）（n＝20）

結　　　　果：歯周治療群の HbA1c の変化は，3 か月および 6 か月で対照群の変化と有意差はなかった．全身の酸化ストレスバランスと QOL は，3 か月で対照群と比較して歯周治療群で有意に改善した．糖尿病のコントロールがやや不十分な群では，介入群の HbA1c レベルの低下は，3 か月で対照群よりも大きい傾向を示したが，有意な差はなかった．

結　　　　論：2 型糖尿病の慢性歯周炎患者では，非外科的歯周治療により全身の酸化ストレスバランスと QOL が改善されたが，3 か月のフォローアップで HbA1c 値は低下しなかった．

8）Mammen J, Vadakkekuttical RJ, George JM, Kaziyarakath JA, Radhakrishnan C :

Effect of non-surgical periodontal therapy on insulin resistance in patients with type II diabetes mellitus and chronic periodontitis, as assessed by C-peptide and the Homeostasis Assessment Index. J Investig Clin Dent, 8 : 12221, doi : 10.1111/jicd.12221, 2017.

目　　　　的：2 型糖尿病と慢性歯周炎の患者のインスリン抵抗性に対する非外科的歯周治療の効果を評価する．

研究デザイン：無作為比較試験

研 究 施 設：インド Department of Periodontics Government Dental College, Department of Internal Medicine and Department of Biochemistry Government Medical College

対　　　　象：2 型糖尿病を有する慢性歯周炎患者 40 人

主要評価項目：C-peptide, Homeostasis Assessment（HOMA）Index-insulin resistance,

HOMA-insulin sensitivity, BMI, Albumin, HbA1c, PD, BOP, CAL, 空腹時血糖値

介 入 処 置：非外科的歯周治療（n＝20）

結　　　　果：非外科的歯周治療の3か月後，すべての歯周パラメーターは，対照群と比較して介入群で有意に改善した．ベースラインから3か月までの，空腹時血清Cペプチド，HOMA Index-insulin resistance，HOMA-insulin sensitivityなどの全身パラメーターの平均差は，介入群ではそれぞれ0.544±0.73，0.54±0.63-25.44±36.81，対照群では，それぞれ -1.66±1.89，-1.48±1.86，31.42±38.82 で有意な差を示した（$p<0.05$）．介入群の空腹時血糖値とHbA1cは，ベースラインと比較して3か月に有意に減少した（$p<0.05$）．

結　　　　論：歯周炎が血糖コントロールとインスリン抵抗性に影響を与える可能性が示された．歯周治療によって，2型糖尿病と慢性歯周炎の患者におけるインスリン抵抗性が低下し，歯周状態とインスリン感受性が改善した．

9）Kaur PK, Narula SC, Rajput R, K Sharma R, Tewari S :
Periodontal and glycemic effects of nonsurgical periodontal therapy in patients with type 2 diabetes stratified by baseline HbA1c.
J Oral Sci, 57 : 201-211, 2015.

目　　　　的：2型糖尿病患者に非外科的歯周治療を行い，HbA1c の改善の有無を検討する．

研究デザイン：無作為比較試験

研 究 施 設：インド Post Graduate Institute of Dental Sciences

対　　　　象：2型糖尿病を有する歯周病患者100人（コントロール良好 HbA1c<7%：48人，不良 HbA1c≧7%：52人）

主要評価項目：PD，CAL，BOP，PI，GI，歯周炎症表面積（PISA），ポケット上皮の表面積（PESA），HbA1c

介 入 処 置：非外科的歯周治療 SRP（n＝50）

結　　　　果：6か月後，2型糖尿病患者でSRPを行った群は，有意にHbA1cが低下した．

結　　　　論：2型糖尿病患者では，非外科的歯周治療介入によって HbA1c が改善した．血糖コントロール不良患者に対する非外科的歯周治療は，HbA1c の改善効果が高かった．

10）Engebretson SP, Hyman LG, Michalowicz BS, Schoenfeld ER, Gelato MC, Hou W, Seaquist ER, Reddy MS, Lewis CE, Oates TW, Tripathy D, Katancik JA, Orlander PR, Paquette DW, Hanson NQ, Tsai MY :
The effect of nonsurgical periodontal therapy of hemoglobin A1c levels in persons with type 2 diabetes and chronic periodontitis : a randomized clinical trial.
JAMA, 310 : 2523-2532, 2013.

目　　　　的：2型糖尿病患者に非外科的歯周治療を行い，HbA1c が改善するかどうかを検討する．

研究デザイン：無作為比較試験

研 究 施 設：米国5か所のメディカルセンター

対　　　　象：2型糖尿病を有する歯周病患者514人（最終475人）

主要評価項目：PD, アタッチメントレベル（AL）, BOP, PCR, HbA1c

介 入 処 置：全顎的 SRP＋0.12％クロルヘキシジン口腔内含嗽

結　　　　果：6か月後, HbA1c が対照群の0.11％と比較して歯周治療群では0.17％増加し, 臨床部位を調整する線形回帰モデルに基づく群間で有意差はなかった（平均値差, -0.05％［95％信頼区間 -0.23-0.12］；$p=$ 0.55）.

結　　　　論：2型糖尿病で中等度から重度の慢性歯周炎を有する患者において, 非外科的歯周治療介入によって血糖コントロールの改善はなかった. 本研究の結果は, HbA1c を低下させる目的で糖尿病患者に非外科的歯周治療を実施することを支持しない.

11) Munenaga Y；Hiroshima Study Group；Yamashina T, Tanaka J, Nishimura F：
Improvement of glycated hemoglobin in Japanese subjects with type 2 diabetes by resolution of periodontal inflammation using adjunct antibiotics : results from the Hiroshima study.
Diabetes Res Clin Pract, 100 : 53-60, 2013.

目　　　　的：中等度から重度歯周炎を有する2型糖尿病患者に非外科的歯周治療を行い HbA1c が改善するかどうかを検討する.

研究デザイン：無作為比較試験

研 究 施 設：日本 広島県歯科医師会

対　　　　象：2型糖尿病を有する中等度から重度の歯周炎患者278人

主要評価項目：歯数（初診時のみ. 適格基準10歯以上）, 歯槽骨吸収度（初診時のみ）, hs-CRP, HbA1c

介 入 処 置：Group A（hs-CRP＞500 ng/mL）：SRP＋ミノサイクリン局所投与（1回/週, 4回）
　　　　　　Group B（hs-CRP＞500 ng/mL）：SRP
　　　　　　Group C（hs-CRP＜500 ng/mL）：SRP＋ミノサイクリン局所投与（1回/週, 4回）
　　　　　　Group D（hs-CRP＜500 ng/mL）：SRP

結　　　　果：hs-CRP＞500 ng/mL の歯周病患者（Group A＋Group B）で治療後に hs-CRP と HbA1c が統計学的に有意に改善した. 多変量解析により, 抗菌療法を併用したグループのみで HbA1c が改善した.

結　　　　論：hs-CRP＞500 ng/mL の歯周病患者において, 局所抗菌療法を併用することでより hs-CRP 値の改善が得られ, HbA1c のさらなる改善が期待できる.

12) Chen L, Luo G, Xuan D, Wei B, Liu F, Li J, Zhang J：
Effects of non-surgical periodontal treatment on clinical response, serum inflammatory parameters, and metabolic control in patients with type 2 diabetes : a randomized study.
J Periodontol, 83 : 435-443, 2012.

目　　　　的：2型糖尿病患者における臨床的反応, 全身的炎症性パラメーター, 血糖コ

ントロールに対する非外科的歯周治療の効果を評価する.

研究デザイン：無作為比較試験

研 究 施 設：中国広州省，広州市の5か所の糖尿病センター

対　　　　　象：2型糖尿病を有する歯周病患者134人（最終126人）

主要評価項目：PD，AL，BOP，プラーク指数，歯肉退縮，HbA1c，hs-CRP，空腹時血糖値

介 入 処 置：Group 1：局所麻酔下での全顎的なSRPベースライン時＋3か月のフォローアップ

Group 2：ベースライン時の歯肉縁上予防処置のみ＋3か月のフォローアップ

結　　　　　果：6か月後，Group 1，2ともに歯周病の状態とhs-CRPは有意に改善した．Group 1においてHbA1cは改善傾向を示したが，有意差はなかったが，Group 2では6か月後に有意に改善した．

結　　　　　論：2型糖尿病患者に非外科的歯周治療を行った結果，歯周病の状態とhs-CRPが改善した．血糖コントロールに関しては，歯周治療によって改善する可能性がある．

13）Sun WL, Chen LL, Zhang SZ, Wu YM, Ren YZ, Qin GM：

Inflammatory cytokines, adiponectin, insulin resistance and metabolic control after periodontal intervention in patients with type 2 diabetes and chronic periodontitis.

Intern Med, 50：1569-1574, 2011.

目　　　　　的：血糖コントロールが比較的不良な2型糖尿病患者における非外科的歯周治療の効果を評価する．

研究デザイン：無作為比較試験

研 究 施 設：中国 大学病院歯周病科

対　　　　　象：2型糖尿病を有する歯周病患者190人（最終157人）

主要評価項目：PD，CAL，HbA1c，空腹時血糖値，hs-CRP，TNF-α，IL-6

介 入 処 置：全顎的なSRP＋歯周外科（抗菌投与も含む）

結　　　　　果：3か月後，2型糖尿病患者で歯周治療実施群は歯周病の状態，HbA1c，空腹時血糖値，hs-CRPが有意に改善した．

結　　　　　論：歯周治療は血糖コントロールが比較的不良な2型糖尿病患者のHbA1c，空腹時血糖値を改善する．

14）Khader YS, Al Habashneh R, Al Malalheh M, Bataineh A：

The effect of full-mouth tooth extraction on glycemic control among patients with type 2 diabetes requiring extraction of all remaining teeth：a randomized clinical trial.

J Periodont Res, 45：741-747, 2010.

目　　　　　的：歯周病を有する2型糖尿病患者における全顎抜歯の効果を評価する．

研究デザイン：無作為比較試験

研 究 施 設：ヨルダン 大学病院内分泌外来

対　　　　象：2型糖尿病を有する歯周病患者 58 人（最終 50 人）

主要評価項目：PD，HbA1c，空腹時血糖値

介 入 処 置：全顎抜歯

結　　　　果：2型糖尿病患者で全顎抜歯実施群は HbA1c がベースライン 8.6％から 3 か月後 7.4％に減少した．

結　　　　論：全顎抜歯は2型糖尿病を有する歯周病患者の血糖コントロールを改善する．

15）Katagiri S, Nitta H, Nagasawa T, Uchimura I, Izumiyama H, Inagaki K, Kikuchi T, Noguchi T, Kanazawa M, Matsuo A, Chiba H, Nakamura N, Kanamura N, Inoue S, Ishikawa I, Izumi Y :
Multi-center intervention study on glycohemoglobin（HbA1c）and serum, high-sensitivity CRP（hs- CRP）after local anti-infectious periodontal treatment in type 2 diabetic patients with periodontal disease.
Diabetes Res Clin Pract, 83 : 308-315, 2009.

目　　　　的：歯周病を有する 2 型糖尿病患者における局所抗菌療法の効果を評価する．

研究デザイン：無作為比較試験

研 究 施 設：日本 5 つの大学病院

対　　　　象：2 型糖尿病を有する歯周病患者 49 人

主要評価項目：PD，BOP，HbA1c，空腹時血糖値，hs-CRP

介 入 処 置：機械的デブライドメント＋抗菌薬局所投与

結　　　　果：2 型糖尿病患者で局所抗菌療法実施群は hs-CRP に変化はなく HbA1c に一時的な減少のみを示した．一方，対照群では HbA1c と hs-CRP に変化はなかった．

結　　　　論：局所抗菌療法は CRP の減少を介して 2 型糖尿病を有する歯周病患者の HbA1c を改善する．

16）Jones JA, Miller DR, Wehler CJ, Rich SE, Krall-Kaye EA, McCoy LC, Christiansen CL, Rothendler JA, Garcia RI :
Does periodontal care improve glycemic control? The Department of Veterans Affairs Dental Diabetes Study.
J Clin Periodontol, 34 : 46-52, 2007.

目　　　　的：2 型糖尿病患者における血糖コントロールに対する非外科的歯周治療の効果を評価する．

研究デザイン：無作為比較試験

研 究 施 設：米国 ボストン 4 つの退役軍人省施設

対　　　　象：2 型糖尿病を有する歯周病罹患退役軍人 165 人（最終 132 人）

主要評価項目：PD，HbA1c

介 入 処 置：局所麻酔下での全顎的な SRP＋ドキシサイクリン全身投与＋CHX 洗口

結　　　　果：4 か月後，テスト群で HbA1c のレベルに統計学的な有意差は認めなかった．

結　　　　論：本研究開始 4 か月後では，歯周治療による有意な利益はなかった．いく

つかのパラメーターの結果は，歯周治療介入を支持する傾向を示した．

17) Promsudthi A, Pimapansri S, Deerochanawong C, Kanchanavasita W :
The effect of periodontal therapy on uncontrolled type 2 diabetes mellitus in older subjects.
Oral Diseases, 11 : 293-298, 2005.

目　　　　　的	血糖コントロール不良2型糖尿病患者における非外科的歯周治療の効果を評価する．
研究デザイン	無作為比較試験
研 究 施 設	タイ Rajavithi 病院糖尿病クリニック
対　　　　　象	2型糖尿病を有する高齢の歯周病患者52人
主要評価項目	PD，BOP，CAL，プラーク指数，HbA1c，空腹時血糖値
介 入 処 置	全顎的な SRP＋ドキシサイクリン全身投与
結　　　　　果	歯周治療3か月後，コントロール不良2型糖尿病患者に対して歯周治療とドキシサイクリン全身投与を実施した群において，歯周組織状態は有意に改善した．一方，HbA1c は改善傾向を示したが，空腹時血糖値とHbA1c のレベルに統計学的な有意差はなかった．
結　　　　　論	コントロール不良2型糖尿病患者に対する歯周治療は高齢患者の歯周状態を改善するが，歯周治療介入がなければ急速に悪化する．

18) Stewart JE, Wager KA, Friedlander AH, Zadeh HH :
The effect of periodontal treatment on glycemic control in patients with type 2 diabetes mellitus.
J Clin Periodontol, 28 : 306-310, 2001.

目　　　　　的	2型糖尿病患者に非外科的歯周治療を行い，HbA1c に対する歯周治療の効果を評価する．
研究デザイン	無作為比較試験
研 究 施 設	米国 DVA ロサンジェルス外来糖尿病クリニック
対　　　　　象	2型糖尿病を有し血糖コントロールを開始する歯周病患者261人
主要評価項目	HbA1c
介 入 処 置	局所麻酔下での全顎的な SRP
結　　　　　果	歯周治療を行った結果，HbA1c はベースラインと比較し9か月後に17.1%改善した．一方，無治療群は6.7%しか改善しなかった．
結　　　　　論	2型糖尿病患者に非外科的歯周治療を行った結果，HbA1c の改善があった．血糖コントロールは歯周治療介入によって改善する可能性がある．

表 1 エビデンスプロファイル

アウトカム	研究#	研究デザイン	バイアスリスク	対照群症例数	対照群平均値±S.D.	介入群症例数	介入群平均値±S.D.	効果指標	効果指標(値)	95% 信頼区間
HbA1c（3 か月）	1	RCT	0	24	9.03±1.23	50	7.93±1.28	平均値差	−1.10	−1.71，−0.49
HbA1c（3 か月）	3	RCT	−1	17	8.41±0.9	34	7.23±1.04	平均値差	−1.18	−1.73，−0.63
HbA1c（3 か月）	4	RCT	0	44	8.34±0.64	44	7.27±0.5	平均値差	−1.07	−1.31，−0.83
HbA1c（3 か月）	5	RCT	0	15	8.1±2.6	15	6.7±2	平均値差	−1.40	−3.06，0.26
HbA1c（3 か月）	7	RCT	0	17	7.7±1.1	20	7.4±1.4	平均値差	−0.30	−1.11，0.51
HbA1c（3 か月）	9	RCT	0	50	7.96±2.65	50	7.49±1.83	平均値差	−0.47	−1.36，0.42
HbA1c（3 か月）	14	RCT	0	41	7.59±1.54	42	7.3±1.5	平均値差	−0.29	−0.94，0.36
HbA1c（3 か月）	15	RCT	0	75	8.56±0.69	82	8.25±0.72	平均値差	−0.31	−0.53，−0.09
HbA1c（3 か月）	16	RCT	0	24	7.46±1.46	26	7.41±0.72	平均値差	−0.05	−0.70，0.60
HbA1c（3 か月）	21	RCT	−1	25	9.28±1.5	27	8.78±1.24	平均値差	−0.50	−1.25，0.25
HbA1c（3 か月）	23	RCT	−1	92	7.7±1.4	169	7.6±1.4	平均値差	−0.10	−0.46，0.26
HbA1c（6 か月）	1	RCT	0	24	9.65±1.85	50	7.65±5.42	平均値差	−2.00	−3.67，−0.33
HbA1c（6 か月）	6	RCT	0	131	8.1±2.29	133	8±2.31	平均値差	−0.10	−0.65，0.45
HbA1c（6 か月）	7	RCT	0	17	7.6±1.1	20	7.4±1.3	平均値差	−0.20	−0.97，0.57
HbA1c（6 か月）	9	RCT	0	50	8.06±2.72	50	7.29±1.61	平均値差	−0.77	−1.65，0.11
HbA1c（6 か月）	14	RCT	0	41	7.38±1.57	42	7.09±1.34	平均値差	−0.29	−0.29，0.34
HbA1c（6 か月）	16	RCT	0	24	7.49±1.3	26	7.27±1.01	平均値差	−0.22	−0.87，0.43
CRP（mg/L）（3 か月）	14	RCT	0	41	2.24±2.06	42	1.48±1.00	平均値差	−0.76	−1.46，−0.06
CRP（mg/L）（3 か月）	15	RCT	0	75	5.51±1.29	82	5.06±1.2	平均値差	−0.45	−0.84，−0.06
CRP（mg/L）（6 か月）	6	RCT	0	131	4±2.29	133	2.8±2.31	平均値差	−1.20	−1.75，−0.65
CRP（mg/L）（6 か月）	14	RCT	0	41	3.16±5.45	42	1.58±1.31	平均値差	−1.58	−3.29，0.13

表 2 フォレストプロット

HbA1c（%）（3 months）

Study or Subgroup	Experimental Mean	SD	Total	Control Mean	SD	Total	Weight	Mean Difference IV, Random, 95%CI
Chen L 2012	7.3	1.5	42	7.59	1.54	41	8.7%	−0.29 [−0.94, 0.36]
Das 2019	7.23	1.04	34	8.41	0.9	17	9.9%	−1.18 [−1.73, −0.63]
El-Makaky 2020	7.27	0.5	44	8.34	0.64	44	13.4%	−1.07 [−1.31, −0.83]
Kaur PK 2015	7.49	1.83	50	7.96	2.65	50	6.5%	−0.47 [−1.36, 0.42]
Khader 2010	7.41	0.72	26	7.46	1.46	24	8.8%	−0.05 [−0.70, 0.60]
Mizuno 2017	7.4	1.4	20	7.7	1.1	17	7.2%	−0.30 [−1.11, 0.51]
Promsudthi 2005	8.78	1.24	27	9.28	1.5	25	7.8%	−0.50 [−1.25, 0.25]
Qureshi 2021	7.93	1.28	50	9.03	1.23	24	9.3%	−1.10 [−1.71, −0.49]
Stewart 2001	7.6	1.4	169	7.7	1.4	92	12.2%	−0.10 [−0.46, 0.26]
Tsobgny-Tsague 2018	6.7	2	15	8.1	2.6	15	2.8%	−1.40 [−3.06, 0.26]
Wei-Lian Sun 2011	8.25	0.72	82	8.56	0.69	75	13.5%	−0.31 [−0.53, −0.09]
Total (95% CI)			**559**			**424**	**100.0%**	**−0.57 [−0.88, −0.27]**

Heterogeneity：Tau^2=0.17；Chi^2=40.96, df=10 (P<0.0001)；I^2=76%
Test for overall effect：Z=3.68 (P=0.0002)

HbA1c（%）（6 months）

Study or Subgroup	Experimental Mean	SD	Total	Control Mean	SD	Total	Weight	Mean Difference IV, Random, 95%CI
Chen L 2012	7.09	1.34	42	7.38	1.57	41	21.8%	−0.29 [−0.92, 0.34]
D'Aiuto F 2018	8	2.31	133	8.1	2.29	131	26.7%	−0.10 [−0.65, 0.45]
Kaur PK 2015	7.29	1.61	50	8.06	2.72	50	12.1%	−0.77 [−1.65, 0.11]
Khader 2010	7.27	1.009	26	7.49	1.3	24	20.6%	−0.22 [−0.87, 0.43]
Mizuno 2017	7.4	1.3	20	7.6	1.1	17	15.2%	−0.20 [−0.97, 0.57]
Qureshi 2021	7.65	5.42	50	9.65	1.85	24	3.5%	−2.00 [−3.67, −0.33]
Total (95% CI)			**321**			**287**	**100.0%**	**−0.33 [−0.65, −0.01]**

Heterogeneity：Tau^2=0.02；Chi^2=5.67, df=5 (P=0.34)；I^2=12%
Test for overall effect：Z=2.02 (P=0.04)

CRP（mg/L）（3 months）

Study or Subgroup	Experimental Mean	SD	Total	Control Mean	SD	Total	Weight	Mean Difference IV, Random, 95%CI
Chen L 2012	1.48	1	42	2.24	2.06	41	23.8%	−0.76 [−1.46, 0.06]
Wei-Lian Sun 2011	5.06	1.2	82	5.51	1.29	75	76.2%	−0.45 [−0.84, −0.06]
Total (95% CI)			**124**			**116**	**100.0%**	**−0.52 [−0.86, −0.18]**

Heterogeneity：Tau^2=0.00；Chi^2=0.58, df=1 (P=0.45)；I^2=0%
Test for overall effect：Z=3.01 (P=0.003)

CRP（mg/L）（6 months）

Study or Subgroup	Experimental Mean	SD	Total	Control Mean	SD	Total	Weight	Mean Difference IV, Random, 95%CI
Chen L 2012	1.58	1.31	42	3.16	5.45	41	9.5%	−1.58 [−3.29, 0.13]
D'Aiuto F 2018	2.8	2.31	133	4	2.29	131	90.5%	−1.20 [−1.75, −0.65]
Total (95% CI)			**175**			**172**	**100.0%**	**−1.24 [−1.76, −0.71]**

Heterogeneity：Tau^2=0.00；Chi^2=0.17, df=1 (P=0.68)；I^2=0%
Test for overall effect：Z=4.59 (P<0.00001)

推　奨

 糖尿病患者に対する歯周治療で抗菌療法の併用は有効か？

推 奨

糖尿病患者の歯周治療に抗菌療法を併用することを弱く推奨する.
（エビデンスの確実性：低　推奨の強さ：弱い推奨）

備 考

糖尿病患者の歯周治療に抗菌療法を併用することにより，治療開始 3 か月後
および 6 か月後のプロービングデプス（PD）および 6 か月後のクリニカル
アタッチメントレベル（CAL）が減少する傾向にあり，さらには 1 年後の排
膿の有無については有意に減少したことから，抗菌療法の併用は一定の有効
性が認められる．しかしながら，1 年後の PD と CAL に対しては有効性を示
す傾向にはなかった．1 年後を解析した報告が少ないことから，抗菌療法併
用による長期的な有効性についてはエビデンスが蓄積されていない.

1．CQ2 の背景

　　第 2 版の CQ 4 において，「糖尿病患者に対する歯周治療で，SRP 単独療法と比べ，抗菌療
法の併用は有効ですか？」という CQ が示され，抗菌療法併用が推奨された（レベル 1 推奨度
グレード B）．第 2 版以降も糖尿病患者に対する歯周治療での抗菌療法に関する臨床研究は報
告されてきており，本 CQ では新たなエビデンスの収集と，これまで蓄積されている無作為
比較試験に対するメタアナリシスを行い，統計学的に評価することを目的とした.

2．アウトカム（評価項目，指標）の設定

　　「CQ 2：糖尿病患者に対する歯周治療で抗菌療法の併用は有効か？」に対するアウトカムと
して，以下を設定した.
　　1）PD の減少（アウトカム①）
　　2）CAL の改善（アウトカム②）
　　3）プロービング時の出血（BOP）の減少（アウトカム③）
　　4）歯周ポケットからの排膿の減少（アウトカム④）

3. 文献の抽出

　文献検索のデータベースとして，PubMed を用いて検索した．"Diabetes Mellitus"，"Periodontal disease"，"Therapy"，"Antibiotics" を掛け合わせ関連する論文抽出を行った．主要な情報として，非外科的歯周治療と抗菌療法を併用した場合の臨床研究を収集対象とした．PubMed 検索にて採用が適切と判断された文献については，さらに PubMed の Similar article の検討と，当該論文に引用された文献タイトルの吟味を行い，追加の文献の渉猟を行った．

検索式

seq.	terms and strategy	hits
#1	"Diabetes Mellitus" [All Fields]	542,830
#2	"Periodontal disease" [All Fields]	102,441
#3	"Therapy" [All Fields] OR "Treatment" [All Fields]	12,189,000
#4	"Antibiotics" [All Fields]	973,028
#5	#1 AND #2 AND #3 AND #4	170
#6	#1 AND #2 AND #3 AND #4 Filter：Clinical trial	48
#7	#1 AND #2 AND #3 AND #4 Filter：Meta-Analysis	10

最終検索日：2021 年 9 月 1 日

解　説

1. パネル会議：推奨の方向と強さを決定

　CQ 2 に対して推奨の方向と強さを決めるにあたり，パネル会議はアウトカム全般のエビデンスの確実性と，患者の価値観などの要因とを総合的に検討した．パネルによって推奨の方向や強さが異なった場合は，再度討論し，最終的には無記名投票により 2／3 以上の支持を得た推奨の方向と強さをパネル会議の総意として決定した．

1）エビデンスの要約

①PD の減少（アウトカム①）

　抗菌療法併用により治療開始 3 か月後（$p=0.08$），6 か月後（$p=0.09$）で改善傾向を示す．

②CAL の改善（アウトカム②）

　抗菌療法併用により治療開始 6 か月後（$p=0.06$）で改善傾向を示すが，3 か月後（$p=0.42$）では効果は明確でない．

③BOP の減少（アウトカム③）

　抗菌療法併用による効果は，治療開始 3 か月後（$p=0.61$），6 か月後（$p=0.55$），1 年後（$p=0.94$）において明確ではない．

④歯周ポケットからの排膿（Pus）の減少（アウトカム④）

　抗菌療法併用により，治療開始 3 か月後では上昇する傾向にあったが，1 年後にイベント発生回数の有意な減少（$p<0.00001$）を認めた．

2）アウトカム全般に関するエビデンスの確実性はどうか

　無作為比較試験 16 報のメタアナリシスにおいて，糖尿病患者の歯周治療での抗菌療法併用により，重要度が高いアウトカムである PD の減少や CAL の改善を認める傾向を示したことから，抗菌療法併用を弱く推奨するとした．一方で，1 年後以降のエビデンスが不足していること，BOP の減少に著明な差を認めなかったことからアウトカム全般に関するエビデンスの確実性は「低」であると判断した．

3）患者の価値観や意向はどうか

　抗菌薬処方は耐性菌の出現や副作用の発生リスクが生じることから，特に全身投与においては個々の患者の全身状態に応じた投与を検討する必要がある．

4）推奨のグレーディング

　患者にとって重大なアウトカムのエビデンスの確実性は「低」である．

5）ガイドラインパネルの投票結果

　抗菌薬の全身投与では，75％の合意のもとに糖尿病患者の歯周治療での抗菌療法併用を弱く推奨することとなった．

2. エビデンスとして採用した論文の構造化抄録

1）Santos VR, Lima JA, Miranda TS, Gonçalves TE, Figueiredo LC, Faveri M, Duarte PM：Full-mouth disinfection as a therapeutic protocol for type-2 diabetic subjects with chronic

periodontitis : twelve-month clinical outcomes : a randomized controlled clinical trial.
J Clin Periodontol, 40 : 155-162, 2013.

目　　　　　的：広汎型慢性歯周炎（GCP）を合併した血糖コントロール不良な2型糖尿病
　　　　　　　　患者に対するクロルヘキシジン（CHX）洗口を伴う Full-mouth disinfec-
　　　　　　　　tion（FMD）の臨床的効果を評価する．
研究デザイン：無作為比較試験
研 究 施 設：ブラジルの大学病院
対　　　　　象：広汎型慢性歯周炎（GCP）を合併した血糖コントロール不良な2型糖尿病
　　　　　　　　患者38人
主要評価項目：PD，アタッチメントレベル（AL），プロービング時の出血（BOP），空腹
　　　　　　　　時血糖値，HbA1c
介 入 処 置：テスト群19人は FMD を受けた患者 FMD＝FMSRP（24時間以内の全顎
　　　　　　　　SRP 処置）＋CHX（60日間の1% CHX ゲルの歯周ポケット内の投与と
　　　　　　　　0.12% CHX 溶液での洗口）
　　　　　　　　コントロール群18人は FMSRP のみ（コントロールゲルと溶液を使用）を
　　　　　　　　受けた患者
結　　　　　果：両群ともに3，6，12か月後にすべての臨床パラメーターで有意な改善が認
　　　　　　　　められたが，群間では，臨床パラメーターに有意な差は認められなかった．
結　　　　　論：GCP を合併した2型糖尿病患者に対する，CHX の局所抗菌療法併用の
　　　　　　　　有無による FMSRP の治療後12か月までの歯周組織の改善効果に有意な
　　　　　　　　差異は認められなかった．

2）Bajaj P, Pradeep AR, Agarwal E, Kumari M, Naik SB :
Locally delivered 0.5% clarithromycin, as an adjunct to nonsurgical treatment in chronic
periodontitis with well-controlled type 2 diabetes : a randomized controlled clinical trial.
J Investig Clin Dent, 3 : 276-283, 2012.

目　　　　　的：慢性歯周炎を合併したコントロール良好な2型糖尿病患者に対する SRP
　　　　　　　　と 0.5%クラリスロマイシンゲル（CLM）の局所併用療法の有効性を検証
　　　　　　　　する．
研究デザイン：無作為比較試験（二重盲検）
研 究 施 設：インドの歯科大学病院
対　　　　　象：コントロール良好な2型糖尿病患者63人
主要評価項目：PD，CAL，歯肉出血インデックス（GBI）
介 入 処 置：テスト群：SRP と CLM の併用32人
　　　　　　　　コントロール群：SRP とプラセボゲルの併用31人
結　　　　　果：両群ともに治療後6か月まで，臨床的パラメーターの有意な改善が認め
　　　　　　　　られた．患者レベルの PD，CAL，GBI の評価においてテスト群でコント
　　　　　　　　ロール群に比較してより有意な減少効果を示した．
結　　　　　論：CLM の局所併用療法は，慢性歯周炎を合併した2型糖尿病患者の有効な
　　　　　　　　治療選択肢と考えられる．

3）Lin SJ, Tu YK, Tsai SC, Lai SM, Lu HK：
Non-surgical periodontal therapy with and without subgingival minocycline adminis-tration in patients with poorly controlled type II diabetes：a randomized controlled clinical trial.
Clin Oral Investig, 16：599-609, 2012.

目　　　　的：コントロール不良の2型糖尿病を合併した歯周炎患者に対するミノサイクリン局所投与を併用した非外科的歯周治療の効果を，臨床パラメーターと炎症の生化学マーカーを用いて検討する．
研究デザイン：無作為比較試験
研 究 施 設：台湾の医科病院
対　　　　象：28人のコントロール不良の2型糖尿病患者（残存歯が20歯以上，5 mm以上のPDを有する歯が5歯以上）
主要評価項目：PD，CAL，BOP，IL-6（GCF中），hs-CRP，HbA1c，sRAGE
介 入 処 置：テスト群14人：1週間4回のSRPと口腔清掃（OH）とSRP終了後1か月後にミノサイクリンの歯周ポケット内局所投与（1週間隔で4回連続投与）
　　　　　　　コントロール群14人：SRPとOHのみ
結　　　　果：治療後6か月において，両群で臨床パラメーター（PD，CAL，BOP）とsRAGE，hs-CRPにおいて有意な減少を示した．
結　　　　論：両群ともに，臨床パラメーターは改善したが群間に差は認められなかった．なお，炎症マーカーについては血中濃度が通常報告されている値を大きく逸脱しているため結論づけることは困難である．

4）Souto MLS, Rovai ES, Ganhito JA, Holzhausen M, Chambrone L, Pannuti CM：
Efficacy of systemic antibiotics in nonsurgical periodontal therapy for diabetic subjects：a systematic review and meta-analysis.
Int Dent J, 68：207-220, 2018.

目　　　　的：糖尿病患者の歯周炎治療において，非外科的歯周治療の補助として，全身性抗菌薬の効果を評価する．
研究デザイン：メタアナリシス
対　　　　象：2016年8月までにMEDLINE，EMBASE，およびLILACSデータベースに公開された試験.
主要評価項目：CAL，PD，BOP，歯肉炎指数（GI）
結　　　　果：糖尿病患者の歯周治療において，非外科的歯周治療の補助として，全身的に抗菌薬を投与することは，PDの低減には0.14 mm（95％信頼区間0.08-0.20）の利点があるが，CALゲインには利点はないことが示された．
結　　　　論：アモキシシリンとメトロニダゾールを組み合わせることによって，PDの減少に最良の結果が得られる．

5）Cruz DFD, Duarte PM, Figueiredo LC, da Silva HDP, Retamal-Valdes B, Feres M, Miranda TS：

Metronidazole and amoxicillin for patients with periodontitis and diabetes mellitus : 5-year secondary analysis of a randomized controlled trial.
J Periodontol. 92 : 479-487, 2021.

目　　　　的：2型糖尿病患者の歯周炎の治療において，スケーリングとルートプレーニングにメトロニダゾール（MTZ）とアモキシシリン（AMX）を併用し，2年間の効果を評価したランダム化試験に対して5年間の追跡分析を行う.
研究デザイン：無作為比較試験
研 究 施 設：グアルーロス大学の歯周クリニック
対　　　　象：2011年9月から2012年10月の間に，対照群（SRP＋プラセボ，n＝29）とテスト群（SRP＋MTZ＋AMXテスト，n＝29）無作為比較試験に参加した者
主要評価項目：PD，AL，バイオフィルム中の40の細菌含有量
介 入 処 置：メトロニダゾール（400 mg 1日3回），アモキシシリン（500 mg 1日3回）を14日間処方
結　　　　果：治療後5年において，臨床パラメーターは，対象群においてテスト群に比べて低下した. バイオフィルム中の細菌の比率は異ならなかった.
結　　　　論：補助的なメトロニダゾールとアモキシシリンで治療された糖尿病患者は，SRPのみで治療された患者よりも5年間にわたって臨床パラメーター値が良好に維持されていた. しかし，治療後2年から5年の間にSPTを受けなかった患者では，治療後2年までに得られた臨床的および微生物学的な利益は完全には持続しなかった.

6 ）Qureshi A, Bokhari SAH, Haque Z, Baloch AA, Zaheer S :
Clinical efficacy of scaling and root planing with and without metronidazole on glycemic control : three-arm randomized controlled trial.
BMC Oral Health, 21 : 253, 2021.

目　　　　的：2型糖尿病患者の血糖コントロールおよび歯周病臨床パラメーターに対する非外科的歯周治療およびメトロニダゾールの有効性を評価する.
研究デザイン：無作為比較試験
対　　　　象：35〜65歳のHbA1c≧6.5%の，中等度から重度の歯周炎患者150人
主要評価項目：HbA1c，BOP，PD，CAL
介 入 処 置：試験群1はMTZ＋口腔衛生指導（OHI）＋スケーリングとルートプレーニング（SRP）
　　　　　　　試験群2はOHI＋SRP，対象群はOHIのみ.
結　　　　果：BOP，PD，CALおよびHbA1cの有意な減少が観察された. 対照群と比較して，両方の試験群で同じ変数に有意な減少が観察された. 2つの試験群で変化は観察されなかった.
結　　　　論：スケーリングとルートプレーニングは，MTZの使用とは無関係に2型糖尿病患者の歯周病の臨床パラメーターおよび血糖コントロールを改善する.

表 1 エビデンスプロファイル

アウトカム	研究＃	研究デザイン	バイアスリスク	対照群症例数	対照群平均値±S.D.	介入群症例数	介入群平均値±S.D.	効果指標	効果指標（値）	95％信頼区間
PD の減少（1 か月後）	2	RCT	−1	27	5.74±0.87	29	5.15±0.37	平均値差	−0.59	−0.94，−0.24
PD の減少（1 か月後）	4	RCT	0	25	3.05±0.3	25	3.28±0.39	平均値差	0.23	0.04，0.42
PD の減少（1 か月後）	6	RCT	−1	26	2.69±0.68	24	2.45±0.41	平均値差	−0.24	−0.55，0.07
PD の減少（3 か月後）	4	RCT	0	15	2.64±0.7	14	2.82±0.23	平均値差	0.18	−0.19，0.55
PD の減少（3 か月後）	2	RCT	−1	27	5.88±0.84	29	4.93±0.39	平均値差	−0.95	−1.30，−0.60
PD の減少（3 か月後）	4	RCT	0	37	2.5±0.5	33	2.3±0.6	平均値差	−0.20	−0.46，0.06
PD の減少（3 か月後）	4	RCT	0	25	2.85±0.2	25	3.16±1.54	平均値差	0.31	−0.30，0.92
PD の減少（3 か月後）	3	RCT	−1	14	3.36±1.12	14	3.39±0.91	平均値差	0.03	−0.73，0.79
PD の減少（3 か月後）	4	RCT	0	30	2.7±0.41	30	2.69±0.32	平均値差	−0.01	−0.20，0.18
PD の減少（3 か月後）	4	RCT	0	15	2.1±0.3	15	1.9±0.3	平均値差	−0.20	−0.41，0.01
PD の減少（3 か月後）	6	RCT	−1	26	2.68±0.82	24	2.29±0.5	平均値差	−0.39	−0.76，−0.02
PD の減少（3 か月後）	4	RCT	0	15	2.3±0.5	15	1.9±0.4	平均値差	−0.40	−0.72，−0.08
PD の減少（3 か月後）	1	RCT	−1	18	3±0.5	19	2.9±0.4	平均値差	−0.10	−0.39，0.19
PD の減少（3 か月後）	4	RCT	0	35	2.29±0.56	31	2.46±0.52	平均値差	0.17	−0.09，0.43
PD の減少（6 か月後）	2	RCT	−1	27	6.06±0.88	29	5.14±0.4	平均値差	−0.92	−1.28，−0.56
PD の減少（6 か月後）	4	RCT	0	37	2.3±0.5	33	2.1±0.3	平均値差	−0.20	−0.39，−0.01
PD の減少（6 か月後）	3	RCT	−1	14	3.13±1.1	14	3.11±0.92	平均値差	−0.02	−0.77，0.73
PD の減少（6 か月後）	1	RCT	−1	18	2.9±0.5	19	2.9±0.4	平均値差	0.00	−0.29，0.29
PD の減少（6 か月後）	4	RCT	0	35	2.27±0.57	31	2.17±0.5	平均値差	−0.10	−0.36，0.16
PD の減少（12 か月後）	1	RCT	−1	18	2.9±0.6	19	3±0.4	平均値差	0.10	−0.23，0.43
PD の減少（12 か月後）	4	RCT	0	27	2.93±0.61	29	2.53±0.22	平均値差	−0.40	−0.64，−0.16
CAL の改善（1 か月後）	2	RCT	−1	27	5.01±0.57	29	4.45±0.6	平均値差	−0.56	−0.87，−0.25
CAL の改善（1 か月後）	4	RCT	0	25	3.22±0.54	25	3.47±0.63	平均値差	0.25	−0.08，0.58
CAL の改善（1 か月後）	6	RCT	−1	26	2.97±0.83	24	3.04±0.57	平均値差	0.07	−0.32，0.46
CAL の改善（3 か月後）	4	RCT	0	33	4.43±0.16	35	4.44±0.17	平均値差	0.01	−0.07，0.09
CAL の改善（3 か月後）	4	RCT	0	15	4.1±1.3	14	3.41±0.43	平均値差	−0.69	−1.39，0.01
CAL の改善（3 か月後）	2	RCT	−1	27	5.14±0.37	29	4.68±0.47	平均値差	−0.46	−0.68，−0.24
CAL の改善（3 か月後）	4	RCT	0	37	3±1.1	33	2.5±0.8	平均値差	−0.50	−0.95，−0.05
CAL の改善（3 か月後）	4	RCT	0	25	3.03±0.51	25	2.96±0.45	平均値差	−0.07	−0.34，0.20
CAL の改善（3 か月後）	3	RCT	−1	14	3.78±0.98	14	4.15±0.95	平均値差	0.37	−0.34，1.08
CAL の改善（3 か月後）	4	RCT	0	30	2.23±1.19	30	2.49±0.86	平均値差	0.26	−0.27，0.79
CAL の改善（3 か月後）	4	RCT	0	15	9.7±1.4	15	9.8±1.6	平均値差	0.10	−0.98，1.18
CAL の改善（3 か月後）	6	RCT	−1	26	2.54±0.76	24	2.96±0.7	平均値差	0.42	0.02，0.82
CAL の改善（3 か月後）	1	RCT	−1	18	3.9±0.87	19	3.7±0.92	平均値差	−0.20	−0.78，0.38
CAL の改善（3 か月後）	4	RCT	0	35	3.16±1.38	31	3.27±0.77	平均値差	0.11	−0.42，0.64
CAL の改善（6 か月後）	4	RCT	0	33	4.35±0.25	35	4.18±0.19	平均値差	−0.17	−0.28，−0.06
CAL の改善（6 か月後）	4	RCT	0	27	5.72±0.41	29	4.95±0.44	平均値差	−0.77	−0.99，−0.55
CAL の改善（6 か月後）	4	RCT	0	37	3±1.25	33	2.6±0.7	平均値差	−0.40	−0.87，0.07
CAL の改善（6 か月後）	3	RCT	−1	14	3.98±0.9	14	3.76±0.81	平均値差	−0.22	−0.85，0.41
CAL の改善（6 か月後）	1	RCT	−1	18	3.8±0.92	19	3.6±0.77	平均値差	−0.20	−0.75，0.35
CAL の改善（6 か月後）	4	RCT	0	35	2.87±0.89	31	3.02±0.67	平均値差	0.15	−0.23，0.53
CAL の改善（12 か月後）	1	RCT	−1	18	3.8±0.81	19	3.9±0.9	平均値差	0.10	−0.45，0.65
CAL の改善（12 か月後）	4	RCT	0	27	4.12±0.94	29	3.74±0.95	平均値差	−0.38	−0.88，0.12

BOP(%)の低下(3か月後)	4	RCT	0	33	24±9.3	35	27±9.5	平均値差	3.00	−1.47, 7.47
BOP(%)の低下(3か月後)	4	RCT	0	37	34.1±20.4	33	29.2±17.1	平均値差	−4.90	−13.69, 3.89
BOP(%)の低下(3か月後)	3	RCT	−1	14	15.64±14.47	14	11.5±8.37	平均値差	−4.14	−12.90, 4.62
BOP(%)の低下(3か月後)	4	RCT	0	30	36±20	30	27±14	平均値差	−9.00	−17.74, −0.26
BOP(%)の低下(3か月後)	4	RCT	0	15	14.2±12.5	15	8.9±4.8	平均値差	−5.30	−12.08, 1.48
BOP(%)の低下(3か月後)	6	RCT	−1	26	11.66±4.95	24	12.88±7.86	平均値差	1.22	−2.46, 4.90
BOP(%)の低下(3か月後)	1	RCT	−1	18	15.7±11.3	19	17.4±14.9	平均値差	1.70	−6.79, 10.19
BOP(%)の低下(3か月後)	4	RCT	0	35	0.11±0.1	31	0.11±0.19	平均値差	0.00	−0.07, 0.07
BOP(%)の低下(6か月後)	4	RCT	0	33	23±6.6	35	19±5.3	平均値差	−4.00	−6.86, −1.14
BOP(%)の低下(6か月後)	4	RCT	0	37	27.8±18.3	33	25.5±16.5	平均値差	−2.30	−10.45, 5.85
BOP(%)の低下(6か月後)	3	RCT	−1	14	11.5±8.37	14	12.71±7.16	平均値差	1.21	−4.56, 6.98
BOP(%)の低下(6か月後)	1	RCT	−1	18	10.7±9.9	19	14.5±11.9	平均値差	3.80	−3.24, 10.84
BOP(%)の低下(6か月後)	4	RCT	0	35	0.12±0.12	31	0.12±0.16	平均値差	0.00	−0.07, 0.07
BOP(%)の低下(12か月後)	1	RCT	−1	18	10.5±7.5	19	16.7±14.6	平均値差	6.20	−1.22, 13.62
BOP(%)の低下(12か月後)	4	RCT	0	27	16.9±10	29	10.6±5.7	平均値差	−6.30	−10.60, −2.00
歯周ポケットからの排膿(%)(3か月後)	4	RCT	0	15	0±0	15	0±0	平均値差		Not estimable
歯周ポケットからの排膿(%)(3か月後)	1	RCT	−1	18	0.1±0.2	19	0.5±1.3	平均値差	0.40	−0.19, 0.99
歯周ポケットからの排膿(%)(12か月後)	1	RCT	−1	18	1.5±0.6	19	0.2±0.5	平均値差	−1.30	−1.66, −0.94
歯周ポケットからの排膿(%)(12か月後)	4	RCT	0	27	1.4±1.2	29	0.2±0.6	平均値差	−1.20	−1.70, −0.70

表 2 フォレストプロット

Random effect model

PD（mm）（1M）

Study or Subgroup	Experimental Mean	SD	Total	Control Mean	SD	Total	Weight	Mean Difference IV, Random, 95%CI
Bajaj P 2012	5.15	0.37	29	5.74	0.87	27	31.5%	−0.59 [−0.94, −0.24]
Gaikwad SP 2013	3.28	0.39	25	3.05	0.3	25	35.7%	0.23 [0.04, 0.42]
Qureshi A 2021	2.45	0.41	24	2.69	0.68	26	32.8%	−0.24 [−0.55, −0.07]
Total (95%CI)			78			78	100.0%	−0.18 [−0.67, −0.31]

Heterogeneity：Tau^2=0.17；Chi^2=18.32, df=2（P=0.0001）；I^2=89%

Test for overall effect：Z=0.73（P=0.47）

PD（mm）（3M）

Study or Subgroup	Experimental Mean	SD	Total	Control Mean	SD	Total	Weight	Mean Difference IV, Random, 95%CI
Al-Zahrani MS 2009	2.82	0.23	14	2.64	0.7	15	8.7%	0.18 [−0.19, 0.55]
Bajaj P 2012	4.93	0.39	29	5.88	0.84	27	9.1%	−0.95 [−1.30, −0.60]
Botero JE 2013	2.3	0.6	33	2.5	0.5	37	10.6%	−0.20 [−0.46, 0.06]
Gaikwad SP 2013	3.16	1.54	25	2.85	0.2	25	5.4%	0.31 [−0.30, 0.92]
Lin SJ 2012	3.39	0.91	14	3.36	1.12	14	4.1%	0.03 [−0.73, 0.79]
Llambés F 2005	2.69	0.32	30	2.7	0.41	30	11.8%	−0.01 [−0.20, 0.18]
O'Connel PA 2008	1.9	0.3	15	2.1	0.3	15	11.4%	−0.20 [−0.41, 0.01]
Qureshi A 2021	2.29	0.5	24	2.68	0.82	26	8.7%	−0.39 [−0.76, −0.02]
Rodrigues DC 2003	1.9	0.4	15	2.3	0.5	15	9.5%	−0.40 [−0.72, −0.08]
Santos VR 2013	2.9	0.4	19	3	0.5	18	10.0%	−0.10 [−0.39, 0.19]
Tsalikis L 2014	2.46	0.52	31	2.29	0.56	35	10.6%	0.17 [−0.09, 0.43]
Total (95%CI)			249			257	100.0%	−0.16 [−0.35, 0.02]

Heterogeneity：Tau^2=0.07；Chi^2=38.08, df=10（P<0.0001）；I^2=74%

Test for overall effect：Z=1.72（P=0.08）

PD（mm）（6M）

Study or Subgroup	Experimental Mean	SD	Total	Control Mean	SD	Total	Weight	Mean Difference IV, Random, 95%CI
Bajaj P 2012	5.14	0.4	29	6.06	0.88	27	19.7%	−0.92 [−1.28, −0.56]
Botero JE 2013	2.1	0.3	33	2.3	0.5	37	25.2%	−0.20 [−0.39, −0.01]
Lin SJ 2012	3.11	0.92	14	3.13	1.1	14	9.9%	−0.02 [−0.77, 0.73]
Santos VR 2013	2.9	0.4	19	2.9	0.5	18	22.0%	0.00 [−0.29, 0.29]
Tsalikis L 2014	2.17	0.5	31	2.27	0.57	35	23.2%	−0.10 [−0.36, 0.16]
Total (95%CI)			126			131	100.0%	−0.26 [−0.55, 0.04]

Heterogeneity：Tau^2=0.08；Chi^2=17.64, df=4（P=0.001）；I^2=77%

Test for overall effect：Z=1.72（P=0.09）

PD（mm）（1Y）

Study or Subgroup	Experimental Mean	SD	Total	Control Mean	SD	Total	Weight	Mean Difference IV, Random, 95%CI
Santos VR 2013	3	0.4	19	2.9	0.6	18	47.4%	0.10 [−0.23, 0.43]
Tamashiro NS 2016	2.53	0.22	29	2.93	0.61	27	52.6%	−0.40 [−0.64, −0.16]
Total (95%CI)			48			45	100.0%	−0.16 [−0.65, 0.33]

Heterogeneity：Tau^2=0.10；Chi^2=5.70, df=1（P=0.02）；I^2=82%

Test for overall effect：Z=0.65（P=0.51）

CAL (mm) (1M)

Study or Subgroup	Experimental Mean	SD	Total	Control Mean	SD	Total	Weight	Mean Difference IV, Random, 95%CI
Bajaj P 2012	4.45	0.6	29	5.01	0.57	27	34.3%	−0.56 [−0.87, −0.25]
Gaikwad SP 2013	3.47	0.63	25	3.22	0.54	25	33.8%	0.25 [−0.08, 0.58]
Qureshi A 2021	3.04	0.57	24	297	0.83	26	31.9%	0.07 [−0.32, 0.46]
Total (95%CI)			78			78	100.0%	−0.09 [−0.60, 0.43]

Heterogeneity : Tau²=0.18 ; Chi²=13.79, df=2 (P=0.001) ; I²=85%
Test for overall effect : Z=0.33 (P=0.74)

CAL (mm) (3M)

Study or Subgroup	Experimental Mean	SD	Total	Control Mean	SD	Total	Weight	Mean Difference IV, Random, 95%CI
Al-Nowaiser AM 2014	4.44	0.17	35	4.43	0.16	33	17.4%	0.01 [−0.07, 0.09]
Al-Zahrani MS 2009	3.41	0.43	14	4.1	1.3	15	5.4%	−0.69 [−1.39, 0.01]
Bajaj P 2012	4.68	0.47	29	5.14	0.37	27	14.5%	−0.46 [−0.68, −0.24]
Botero JE 2013	2.5	0.8	33	3	1.1	37	9.1%	−0.50 [−0.95, −0.05]
Gaikwad SP 2013	2.96	0.45	25	3.03	0.51	25	13.4%	−0.07 [−0.34, 0.20]
Lin SJ 2012	4.15	0.95	14	3.78	0.98	14	5.2%	0.37 [−0.34, 1.08]
Llambés F 2005	2.49	0.86	30	2.23	1.19	30	7.7%	0.26 [−0.27, 0.79]
O'Connel PA 2008	9.8	1.6	15	9.7	1.4	15	2.7%	0.10 [−0.98, 1.18]
Qureshi A 2021	2.96	0.7	24	2.54	0.76	26	10.0%	0.42 [0.02, 0.82]
Santos VR 2013	3.7	0.92	19	3.9	0.87	18	6.9%	−0.20 [−0.78, 0.38]
Tsalikis L 2014	3.27	0.77	31	3.16	1.38	35	7.6%	0.11 [−0.42, 0.64]
Total (95%CI)			269			275	100.0%	−0.08 [−0.27, 0.11]

Heterogeneity : Tau²=0.05 ; Chi²=31.08, df=10 (P=0.0006) ; I²=68%
Test for overall effect : Z=0.80 (P=0.42)

CAL (mm) (6M)

Study or Subgroup	Experimental Mean	SD	Total	Control Mean	SD	Total	Weight	Mean Difference IV, Random, 95%CI
Al-Nowaiser AM 2014	4.18	0.19	35	4.35	0.25	33	22.8%	−0.17 [−0.28, −0.06]
Bajaj P 2012	4.95	0.44	29	5.72	0.41	27	20.8%	−0.77 [−0.99, −0.55]
Botero JE 2013	2.6	0.7	33	3	1.25	37	14.9%	−0.40 [−0.87, 0.07]
Lin SJ 2012	3.76	0.81	14	3.98	0.9	14	11.4%	−0.22 [−0.85, 0.41]
Santos VR 2013	3.6	0.77	19	3.8	0.92	18	13.1%	−0.20 [−0.75, 0.35]
Tsalikis L 2014	3.02	0.67	31	2.87	0.89	35	17.1%	0.15 [−0.23, 0.53]
Total (95%CI)			161			164	100.0%	−0.28 [−0.58, 0.01]

Heterogeneity : Tau²=0.10 ; Chi²=27.86, df=5 (P<0.0001) ; I²=82%
Test for overall effect : Z=1.86 (P=0.06)

CAL (mm) (1Y)

Study or Subgroup	Experimental Mean	SD	Total	Control Mean	SD	Total	Weight	Mean Difference IV, Random, 95%CI
Santos VR 2013	3.9	0.90	19	3.8	0.81	18	46.7%	0.10 [−0.45, 0.65]
Tamashiro NS 2016	3.74	0.95	29	4.12	0.94	27	53.3%	−0.38 [−0.88, 0.12]
Total (95%CI)			48			45	100.0%	−0.16 [−0.63, 0.31]

Heterogeneity : Tau²=0.04 ; Chi²=1.61, df=1 (P=0.20) ; I²=38%
Test for overall effect : Z=0.65 (P=0.52)

BOP（%）（3M）

Study or Subgroup	Experimental Mean	SD	Total	Control Mean	SD	Total	Weight	Mean Difference IV, Random, 95%CI
Al-Nowaiser AM 2014	27	9.5	35	24	9.3	33	13.7%	3.00 [−1.47, 7.47]
Botero JE 2013	29.2	17.1	33	34.1	20.4	37	4.7%	−4.90 [−13.69, 3.89]
Lin SJ 2012	11.5	8.37	14	15.64	14.47	14	4.7%	−4.14 [−12.90, 4.62]
Llambés F 2005	27	14	30	36	20	30	4.7%	−9.00 [−17.74, −0.26]
O'Connel PA 2008	8.9	4.8	15	14.2	12.5	15	7.3%	−5.30 [−12.08, 1.48]
Qureshi A 2021	12.88	7.86	24	11.66	4.95	26	17.6%	1.22 [−2.46, 4.90]
Santos VR 2013	17.4	14.9	19	15.7	11.3	18	5.0%	1.70 [−6.79, 10.19]
Tsalikis L 2014	0.11	0.19	31	0.11	0.1	35	42.4%	0.00 [−0.07, 0.07]
Total (95%CI)			201			208	100.0%	−0.52 [−2.54, 1.49]

Heterogeneity：Tau²=2.48；Chi²=10.79, df=7（P=0.15）；I²=35%
Test for overall effect：Z=0.51（P=0.61）

BOP（%）（6M）

Study or Subgroup	Experimental Mean	SD	Total	Control Mean	SD	Total	Weight	Mean Difference IV, Random, 95%CI
Al-Nowaiser AM 2014	19	5.3	35	23	6.6	33	27.2%	−4.00 [−6.86, −1.14]
Botero JE 2013	25.5	16.5	33	27.8	18.3	37	7.4%	−2.30 [−10.45, 5.85]
Lin SJ 2012	12.71	7.16	14	11.5	8.37	14	12.6%	1.21 [−4.56, 6.98]
Santos VR 2013	14.5	11.9	19	10.7	9.9	18	9.4%	3.80 [−3.24, 10.84]
Tsalikis L 2014	0.12	0.16	31	0.12	0.12	35	43.4%	0.00 [−0.07, 0.07]
Total (95%CI)			132			137	100.0%	−0.75 [-3.18, 1.69]

Heterogeneity：Tau²=3.56；Chi²=9.13, df=4（P=0.06）；I²=56%
Test for overall effect：Z=0.60（P=0.55）

BOP（%）（1Y）

Study or Subgroup	Experimental Mean	SD	Total	Control Mean	SD	Total	Weight	Mean Difference IV, Random, 95%CI
Santos VR 2013	16.7	14.6	19	10.5	7.5	18	47.0%	6.20 [−1.22, 13.62]
Tamashiro NS 2016	10.6	5.7	29	16.9	10	27	53.0%	−6.30 [−10.60, −2.00]
Total (95%CI)			48			45	100.0%	−0.43 [−12.66, 11.80]

Heterogeneity：Tau²=68.54；Chi²=8.15, df=1（P=0.004）；I²=88%
Test for overall effect：Z=0.07（P=0.94）

Pus (%) (3M)

Study or Subgroup	Experimental			Control			Weight	Mean Difference IV, Random, 95%CI
	Mean	SD	Total	Mean	SD	Total		
O'Connel PA 2008	0	0	15	0	0	15		Not estimable
Santos VR 2013	0.5	1.3	19	0.1	0.2	18	100.0%	0.40 [−0.19, 0.99]
Total (95%CI)			34			33	100.0%	0.40 [−0.19, 0.99]

Heterogeneity : Not applicable
Test for overall effect : Z=1.32 (P=0.19)

Mean Difference IV, Random, 95%CI

−2 −1 0 1 2
Favours [experimental]   Favours [control]

Pus (%) (1year)

Study or Subgroup	Experimental			Control			Weight	Mean Difference IV, Random, 95%CI
	Mean	SD	Total	Mean	SD	Total		
Santos VR 2013	0.2	0.5	19	1.5	0.6	18	66.5%	−1.30 [−1.66, −0.94]
Tamashiro NS 2016	0.2	0.6	29	1.4	1.2	27	33.5%	−1.20 [−1.70, −0.70]
Total (95%CI)			48			45	100.0%	−1.27 [−1.56, −0.98]

Heterogeneity : Tau^2=0.00 ; Chi^2=0.10, df=1 (P=0.75) ; I^2=0%
Test for overall effect : Z=8.53 (P<0.00001)

Mean Difference IV, Random, 95%CI

−1 −0.5 0 0.5 1
Favours [experimental]   Favours [control]

推　奨

 CQ 3 　糖尿病患者に対して歯周外科治療は適用可能か？

推　奨

> コントロール良好な糖尿病患者においては，歯周外科治療を弱く推奨する．
> （エビデンスの確実性：低　推奨の強さ：弱い推奨）

備　考

> HbA1c が 7%程度にコントロールされている場合，歯周外科治療の適用には
> 支障がないものと考えられる．

1．CQ3 の背景

　糖尿病患者では，易感染性や術後の創傷治癒の遅延により，外科治療後の有害事象が高い
割合で発生する可能性がある．このため，糖尿病患者に歯周外科治療は適用可能であるか，
また，適用可能であれば外科治療を実施する際に守るべき血糖コントロールの目安はあるか
について，評価しておく必要がある．

2．アウトカム（評価項目，指標）の設定

　「CQ 3：糖尿病患者に対し，歯周外科治療は適用可能か？」に関して，文献検索を行った結
果，糖尿病患者に対し歯周外科治療を適用した臨床研究が少なく，糖尿病のコントロール状
態別に歯周外科治療後の反応を比較した研究はみつけられなかった．そこで，糖尿病患者に
対し外科治療を行い，術後合併症を評価した臨床研究を検索することとした．
　1）糖尿病患者における術後感染症（アウトカム①）
　2）糖尿病患者の術後の死亡例（アウトカム②）

3. 文献の抽出

今回の CQ に関して，まず PubMed の検索を行った．PubMed 検索にて採用が適切と判断された文献については，さらに PubMed の Similar article の検討と，当該論文に引用された文献のタイトルの検討を行い，追加の文献の渉猟を行った．

検索式

seq.	terms and strategy	hits
#1	"diabetes mellitus" [MeSH Terms] OR（"diabetes" [All Fields] AND "mellitus" [All Fields]）OR "diabetes mellitus" [All Fields]	544,759
#2	"postoperative complications" [MeSH Terms] OR "postoperative" [All Fields] AND "complications" [All Fields] OR "postoperative complications" [All Fields]	567,353
#3	#1 AND #2	10,956
#4	"glycemic" [All Fields] AND "prevention and control" [Subheading] OR "prevention" [All Fields] AND "control" [All Fields] OR "prevention and control" [All Fields] OR "control" [All Fields] OR "control groups" [MeSH Terms] OR（"control" [All Fields] AND "groups" [All Fields]）OR "control groups" [All Fields]	287,611
#5	#3 AND #4	2,829
#6	#5 AND "randomized controlled trial" [Filter]	230

最終検索日：2021 年 11 月 27 日

解　説

1．パネル会議：推奨の方向と強さを決定

　　CQ 3 に対して推奨の方向と強さを決めるにあたり，パネル会議はアウトカム全般のエビデンスの確実性と，患者の価値観などの要因とを総合的に検討した．もしパネルによって推奨の方向や強さが異なった場合は，再度討論し，最終的には無記名投票により 2／3 以上の支持を得た推奨の方向と強さを，パネル会議の総意として決定した．

1）エビデンスの要約

　糖尿病患者に対する歯周外科治療後の合併症を評価した無作為比較試験は，現在のところ存在しない．そこで，糖尿病患者に対する外科治療後の感染などの合併症を評価した文献から，本 CQ への回答を検討した．採用した文献における外科治療の内容としては心臓外科手術が多く，続いて整形外科領域のものがみつかった．歯周外科治療においては，心臓外科手術と比較して侵襲が少なく，施術可能な範囲を拡大できる可能性が残った．

　①術後感染症

　　糖尿病患者でやや多い傾向あり

　②術後の死亡

　　多くの研究で，非糖尿病患者と有意差認めず

2）アウトカム全般に関するエビデンスの確実性はどうか

　歯周外科治療を取り扱った無作為比較試験は存在しないため，アウトカム全般に関するエビデンスの確実性は「低」であると判断した．

3）患者の価値観や意向はどうか

　歯周外科治療による治療効果などのベネフィットが小さいと想定される場合には，薬物療法を併用した再スケーリング・ルートプレーニングなど別の方法を検討すべきである．

4）推奨のグレーディング

　患者にとって重大なアウトカムのエビデンスの確実性は「低」である．

5）ガイドラインパネルの投票結果

　すべてのパネルが「コントロール良好な糖尿病を有する患者においては，歯周外科治療を弱く推奨する」を支持した．

2．エビデンスとして採用した論文の構造化抄録

　1）Turgeon RD, Koshman SL, Youngson E, Pearson GJ :

　　Association between hemoglobin A1c and major adverse coronary events in patients with diabetes following coronary artery bypass surgery.

　　Pharmacotherapy, 40 : 116-124, 2020.

　　　目　　　　的：糖尿病患者への冠状動脈バイパス手術（CABG）で，HbA1c と主要心血管イベント（MACE：死亡，心筋梗塞，不安定狭心症，再灌流治療）の関

連を評価する.

研究デザイン：前向きコホート（主研究では無作為比較試験だが，本解析においては前向きコホートのデザイン）

研 究 施 設：米国，カナダ，ブラジル，メキシコ，チェコ，オーストリアの49の医療施設

対　　　象：2型糖尿病と冠動脈疾患を有し，致死的な他の疾患を有していない2,368人．2001年1月から2005年3月まで.

主要評価項目：主要心血管イベント（MACE）

介 入 処 置：冠状動脈バイパス手術，糖尿病治療

結　　　果：HbA1c 6.1〜7.0%の達成者と比較して，HbA1c＞8.0%の被験者では主要心血管イベント発生率が上昇していた（ハザード比1.77，95%信頼区間1.01-3.10）.

結　　　論：冠状動脈バイパス手術を行う2型糖尿病患者において，HbA1c 6.1〜7.0%の達成は主要心血管イベントのリスクを低下させる.

2）Rujirojindakul P, Liabsuetrakul T, McNeil E, Chanchayanon T, Wasinwong W, Oofuvong M, Rergkliang C, Chittithavorn V :
Safety and efficacy of intensive intraoperative glycaemic control in cardiopulmonary bypass surgery : a randomised trial.
Acta Anaesthesiol Scand, 58 : 588-596, 2014.

目　　　的：心臓外科治療中の血糖コントロールによる，感染を含めた効果や副反応，死亡率，低血糖を含めた安全性を調査する.

研究デザイン：無作為比較試験

研 究 施 設：タイ王国の南部にある Songklanagarind 病院

対　　　象：2008年9月から2009年3月に人工心肺装置を用いる心臓外科手術を予定した15歳以上の患者199人

主要評価項目：臨床的な感染

介 入 処 置：術前に，ランダムに2群に分ける．集中治療群では，血糖を4.4〜8.3 mmol/L（79.2〜149.4 mg/dL）に維持した．コントロール群では，13.8 mmol未満（248.4 mg/dL未満）に維持した．すべての被験者で，人工心肺装置を用いた心臓外科手術を実施．抗菌療法として，術前からセフトリアキソン（第3世代セフェム）2 g，術中6時間おき.

結　　　果：術後感染率は，集中治療群で17%，コントロール群で13%であった（$p=$0.53）．低血糖は集中治療群で23%と多く，コントロール群で3%と少なかった（$p<0.001$）.

結　　　論：治療期間中の集中的な血糖コントロールは低血糖のリスクを上昇させたが，術後感染に対する効果は認められなかった.

3）Thörling J, Ljungqvist O, Sköldenberg O, Hammarqvist F :
No association between preoperative impaired glucose control and postoperative adverse events following hip fracture surgery － A single-centre observational cohort

study.
Clin Nutr, 40：1348-1354, 2021.

目　　　　的：股関節骨折患者において，術前の血糖コントロール不良が，術後の有害
　　　　　　　事象と関連するかどうかを調査する．
研究デザイン：前向きコホート研究
研 究 施 設：スウェーデン・ストックホルムにある Danderyd 病院整形外科
対　　　　象：2013 年 1 月から 2014 年 2 月に股関節骨折で外科手術を受けた 160 人
主要評価項目：Clavien-Dindo 分類に従って術後合併症と 1 年死亡率
方　　　　法：HbA1c 6％未満の血糖コントロール群（131 人）と，6％以上の血糖コント
　　　　　　　ロール不良群（29 人）の 2 群に分けて解析を行った．
結　　　　果：術後合併症の Grade 0，1〜3 a，3 b〜5 の頻度についてそれぞれ有意差は
　　　　　　　認められず，1 年死亡率においても有意差を認めなかった（p=0.35）．
結　　　　論：股関節骨折手術後の合併症や死亡率の上昇と血糖コントロールは関連し
　　　　　　　なかった．

4）Minakata K, Bando K, Takanashi S, Konishi H, Miyamoto Y, Ueshima K, Sato T, Ueda Y, Okita Y, Masuda I, Okabayashi H, Yaku H, Yasuno S, Muranaka H, Kasahara M, Miyata S, Okamura Y, Nasu M, Tanemoto K, Arinaga K, Hisashi Y, Sakata R, JMAP Study Investigators：
Impact of diabetes mellitus on outcomes in Japanese patients undergoing coronary artery bypass grafting.
J Cardiol, 59：275-284, 2012.

目　　　　的：冠動脈バイパス手術を行った日本人患者の転帰に対する血糖コントロー
　　　　　　　ルの影響を検討する．
研究デザイン：後ろ向きコホート研究
研 究 施 設：心臓外科を有する日本の 14 医療施設
対　　　　象：2007 年から 2008 年に冠動脈バイパス手術を受けた患者で，糖尿病患者
　　　　　　　849 人と非糖尿病患者 572 人
主要評価項目：術後心血管イベント，感染症，死亡率
結　　　　果：術後の心血管イベントについては差がなかったが，感染症は非糖尿病群
　　　　　　　（6.1％）と比較して糖尿病群（9.2％）で有意に高かった（p=0.036）．全死
　　　　　　　亡も，非糖尿病群（1.1％）と比較して糖尿病群（2.1％）で比較的高かった（p
　　　　　　　=0.12）．
結　　　　論：糖尿病患者では術後感染症や死亡率が高かった．

5）Ike A, Nishikawa H, Shirai K, Mori K, Kuwano T, Fukuda Y, Takamiya Y, Yanagi D, Kubota K, Tsuchiya Y, Zhang B, Miura S, Saku K：
Impact of glycemic control on the clinical outcome in diabetic patients with percutaneous coronary intervention--from the FU-registry.
Circ J, 75：791-799, 2011.

目　　　　　的：経皮冠動脈インターベンションを行った糖尿病患者の転帰に対する血糖
コントロールの影響を検討する.

研究デザイン：後ろ向きコホート研究

研 究 施 設：日本　福岡大学病院とその関連施設

対　　　　　象：2003年1月から2008年7月に経皮冠動脈インターベンションを受けた患
者で，HbA1c 6.9%以上のコントロール不良な糖尿病患者334人と
HbA1c 6.9%未満のコントロール良好な糖尿病患者212人

主要評価項目：主要心血管イベント（MACE），死亡率

結　　　　　果：術後の主要心血管イベント発生率はコントロール良好群で18.4%と，コン
トロール不良群（26.2%）よりも有意に低かった．死亡率は，群間で差を
認めなかった．多変量解析の結果では，心血管イベントの発生率と術前
のHbA1cの間に関連は認めなかった.

結　　　　　論：HbA1c 6.9%未満の群では，6.9%以上の群と比較して術後の臨床成績が優
れていた.

表1　エビデンスプロファイル

アウトカム	研究#	研究デザイン	バイアスリスク	対照群症例数	対照群イベント数	(%)	介入群症例数	介入群イベント数	(%)	効果指標	効果指標（値）	95%信頼区間
MACE	1	前向きコホート研究	−2	213	43	20	83	26	31	ハザード比	1.77	1.01, 3.10
	5	後ろ向きコホート研究	−2	185	34	18.4	321	84	26.2	オッズ比	1.57	1.01, 2.46
感染	2	無作為比較試験	−1	100	13	13	99	17	17	オッズ比	1.56	0.65, 3.74
	4	後ろ向きコホート研究	−2	572	35	6.1	849	78	9.2	リスク比	1.50	1.02, 2.21
死亡	2	無作為比較試験	−1	100	8	8	99	6	6	オッズ比	0.74	0.25, 2.22
	3	前向きコホート研究	−2	131	25	19	29	7	24	オッズ比	1.55	0.52, 4.33
	4	後ろ向きコホート研究	−2	572	6	1.1	849	18	2.1	リスク比	2.02	0.81, 5.06
	5	後ろ向きコホート研究	−2	185	2	1.1	321	7	2.2	オッズ比	2.04	0.42, 9.92

推　奨

 CQ 4 糖尿病患者に対して歯周組織再生療法を行うことは可能か？

推奨

糖尿病患者における歯周組織再生療法については，血糖のコントロールが良好な糖尿病患者に対してのみ，エナメルマトリックスタンパク質を用いた歯周組織再生療法を行うことを弱く推奨する．
（エビデンスの確実性：低　推奨の強さ：弱い推奨）

備考

血糖のコントロールが良好ではない糖尿病患者においては，創傷治癒や易感染性の点から外科的な処置を回避すべきである．また，GTR 法や塩基性線維芽細胞増殖因子を用いた歯周組織再生療法については，有効性に関するエビデンスが皆無である．

1．CQ4 の背景

　　歯周組織再生療法の治療成績について，全身的に健康な患者においては多数の報告があるが，糖尿病患者における報告は依然として少ない．糖尿病患者において，歯周組織再生療法を含めて歯周治療を積極的に行うことは，糖尿病患者の血糖コントロールを改善させることも期待されるが，創傷治癒との関連も勘案すると，「糖尿病患者に対して歯周組織再生療法を行うかどうか」は臨床上，重要な課題と思われる．

2．アウトカム（評価項目，指標）の設定

　　「CQ 4：糖尿病患者に対して歯周組織再生療法を行うことは可能か？」に対するアウトカムとして，以下を設定した．
　　1）クリニカルアタッチメントレベル（CAL）獲得量
　　2）骨欠損の充塞
　　3）手術部位感染
　　4）プロービングデプス（PD）の減少
　　5）歯肉退縮
　　6）患者の QOL

3．文献の抽出

　文献検索のデータベースとして，PubMed を用いて検索した．diabetes mellitus, dental care, dentistry で絞り込みを行った後，regenerative therapy, guided tissue regeneration, enamel matrix proteins, bone transplantation, fibroblast growth factors などを掛け合わせ，関連する論文を抽出した．糖尿病を有する患者と有しない患者に歯周組織再生療法を行い，臨床パラメーターの変化を両群で比較解析している研究を収集対象とした．PubMed 検索にて採用が適切と判断された文献について，それらの引用文献の検討も行い，最終的に 1 つの論文を採用した．

検索式

seq.	terms and strategy	hits
#1	"diabetes mellitus" [MeSH Terms] OR ("diabetes" [All Fields] AND "mellitus" [All Fields]) OR "diabetes mellitus" [All Fields]	541,243
#2	#1 AND "dental care" [MeSH Terms] OR ("dental" [All Fields] AND "care" [All Fields]) OR "dental care" [All Fields]	1,396
#3	#2 AND "dentistry" [MeSH Terms] OR "dentistry" [All Fields]	910
#4	"regenerative" [All Fields] AND "therapy" [All Fields] OR "regenerative therapy" [All Fields]	30,594
#5	"GTR" [All Fields] AND ("guided tissue regeneration" [MeSH Terms] OR ("guided" [All Fields] AND "tissue" [All Fields] AND "regeneration" [All Fields]) OR "guided tissue regeneration" [All Fields])	898
#6	"EMD" [All Fields] AND ("enamel matrix proteins" [Supplementary Concept] OR "enamel matrix proteins" [All Fields] OR "emdogain" [All Fields]) AND ("dental enamel" [MeSH Terms] OR ("dental" [All Fields] AND "enamel" [All Fields]) OR "dental enamel" [All Fields]) AND (("altrenogest" [Supplementary Concept] OR "altrenogest" [All Fields] OR "matrix" [All Fields] OR "matrix s" [All Fields] OR "matrixes" [All Fields] OR "matrixs" [All Fields]) AND ("protein s" [All Fields] OR "proteinous" [All Fields] OR "proteins" [MeSH Terms] OR "proteins" [All Fields] OR "protein" [All Fields])) AND ("enamel matrix proteins" [Supplementary Concept] OR "enamel matrix proteins" [All Fields])	495
#7	"bone transplantation" [MeSH Terms] OR ("bone" [All Fields] AND "transplantation" [All Fields]) OR "bone transplantation" [All Fields]) AND ("bone transplantation" [MeSH Terms] OR ("bone" [All Fields] AND "transplantation" [All Fields]) OR "bone transplantation" [All Fields] OR ("bone" [All Fields] AND "graft" [All Fields]) OR "bone graft" [All Fields])	150,706
#8	"fgf" [All Fields] AND ("fibroblast growth factors" [MeSH Terms] OR ("fibroblast" [All Fields] AND "growth" [All Fields] AND "factors" [All Fields]) OR "fibroblast growth factors" [All Fields] OR ("fibroblast" [All Fields] AND "growth" [All Fields] AND "factor" [All Fields]) OR "fibroblast growth factor" [All Fields])	15,836
#3 AND #4		3
#3 AND #5		1
#3 AND #6		9
#3 AND #7		8
#3 AND #8		1

最終検索日：2021 年 10 月 28 日

>>>　　　　　　　　　　　　　　解　説　　　　　　　　　　　　　　III

1．パネル会議：推奨の方向と強さを決定

　　CQ 4 に対して推奨の方向と強さを決めるにあたり，パネル会議はアウトカム全般のエビデンスの確実性と，患者の価値観などの要因とを総合的に検討した．もしパネルによって推奨の方向や強さが異なった場合は，再度討論し，最終的には無記名投票により 2／3 以上の支持を得た推奨の方向と強さを，パネル会議の総意として決定した．

1）エビデンスの要約
　　①CAL 獲得量
　　　　糖尿病患者と非糖尿病患者で有意差認めず．
　　②骨欠損の充塞
　　　　糖尿病患者と非糖尿病患者で有意差認めず．
　　③PD の減少
　　　　糖尿病患者と非糖尿病患者で有意差認めず．
　　④歯肉退縮
　　　　糖尿病患者と非糖尿病患者で有意差認めず．
　　⑤手術部位感染（SSI）
　　　　糖尿病患者と非糖尿病患者ともになし．

2）アウトカム全般に関するエビデンスの確実性はどうか
　　無作為比較試験は存在せず，観察研究のみのため，アウトカム全般に関するエビデンスの確実性は「低」であると判断した．

3）患者の価値観や意向はどうか
　　エナメルマトリックスタンパク質を用いた歯周組織再生療法は，保険外診療であるため，医療費負担も考慮して検討すべきである．

4）推奨のグレーディング
　　患者にとって重大なアウトカムのエビデンスの確実性は「低」である．

5）ガイドラインパネルの投票結果
　　すべてのパネルが「糖尿病患者における歯周組織再生療法については，血糖のコントロールが良好な糖尿病患者に対してのみ，エナメルマトリックスタンパク質を用いた歯周組織再生療法を行うことを弱く推奨する．」を支持した．

2．エビデンスとして採用した論文の構造化抄録

1）Mizutani K, Shioyama H, Matsuura T, Mikami R, Takeda K, Izumi Y, Aoki A, Iwata T：Periodontal regenerative therapy in patients with type 2 diabetes using minimally invasive surgical technique with enamel matrix derivative under 3-year observation：A prospective cohort study.
J Periodontol, 92：1262-1273, 2021.

目　　　　的：エナメルマトリックスタンパク質を応用した低侵襲歯周外科手術の再生効果を糖尿病患者と非糖尿病患者で比較する.

研究デザイン：前向きコホート研究

研 究 施 設：日本　東京医科歯科大学歯学部附属病院

対　　　　象：2型糖尿病患者10人（10部位）
　　　　　　　非糖尿病患者18人（20部位）

主要評価項目：CAL，PD，エックス線的骨欠損評価，歯肉退縮

介 入 処 置：エナメルマトリックスタンパク質を応用した minimally invasive surgical technique（MIST）または modified MIST（骨移植なし）

結　　　　果：CAL獲得量，骨再生，PDの減少，および歯肉退縮は，術後1年および3年においても，糖尿病患者と非糖尿病患者で統計学的に有意な差は認められなかった.

結　　　　論：糖尿病患者に対するエナメルマトリックスタンパク質を応用した低侵襲歯周外科手術による再生効果は，非糖尿病患者と同等であった.

表1 エビデンスプロファイル

アウトカム	研究#	研究デザイン	バイアスリスク	対照群症例数	対照群イベント数	(%)	介入群症例数	介入群イベント数	(%)	効果指標	効果指標（値）	95%信頼区間
手術部位感染（SSI）	1	前向きコホート		非糖尿病 20	0	0	糖尿病 10	0	0	オッズ比	0.49	0.03, 8.22

アウトカム	研究#	研究デザイン	バイアスリスク	対照群症例数	対照群平均値±S.D.	介入群症例数	介入群平均値±S.D.	効果指標	効果指標（値）	95%信頼区間
CAL獲得量（mm）	1	前向きコホート		20	4.3±1.1（1y-BL）	10	4.1±1.2 （1y-BL）	平均値差	0.20	−0.69, 1.09
					4.1±1.1（3y-BL）		3.8±1.1 （3y-BL）		0.30	−0.53, 1.13
骨欠損の充塞（%）	1	前向きコホート		20	62.5±17.2（1y-BL）	10	55.1±13.1 （1y-BL）	平均値差	7.40	−3.68, 18.48
					65.5±18.8（3y-BL）		58.3±10.4 （3y-BL）		7.20	−3.26, 17.66
PDの減少（mm）	1	前向きコホート		20	4.8±1.5（1y-BL）	10	4.8±1.5 （1y-BL）	平均値差	0.00	−1.14, 1.14
					4.7±1.4（3y-BL）		4.5±1.4 （3y-BL）		0.20	−0.86, 1.26
歯肉退縮（mm）	1	前向きコホート		20	0.6±1.0（1y-BL）	10	1.0±0.7 （1y-BL）	平均値差	−0.40	−1.02, 0.22
					0.6±1.0（3y-BL）		1.1±0.9 （3y-BL）		−0.50	−1.21, 0.21
患者のQOL	1	前向きコホート		—	—	—	—			

BL：base-line

推　奨

CQ 5 糖尿病患者に対してインプラント治療は避けたほうがよいか？

推　奨

コントロール良好な糖尿病を有する患者においては，インプラント治療を弱く推奨する．
（エビデンスの確実性：低　推奨の強さ：弱い推奨）

備　考

コントロールの不良な糖尿病を有する場合には，創傷治癒や易感染性の点から侵襲的な処置を回避すべきである．HbA1c が 7% 程度までにコントロールされている場合には，インプラント治療を妨げるものではないが，糖尿病を有するものにおいてはインプラント周囲歯槽骨吸収の増加が予測される．インプラントの生存時間や動揺については，これまでの研究においては糖尿病患者と非糖尿病患者の間には差異を認めない．

1. CQ5 の背景

　全身的に健康な患者でのインプラント治療の予後については，多数の報告があるが，糖尿病に罹患している場合についての報告は依然として少ない．インプラント治療を受ける患者層と，糖尿病に罹患する患者層は重なることが多いうえに，創傷治癒との関連も勘案すると，「糖尿病患者に対してインプラント治療を行うかどうか」は臨床上，重要な課題と思われる．

2. アウトカム（評価項目，指標）の設定

　「CQ 5：糖尿病患者に対して，インプラント治療は避けたほうがよいか？」に対するアウトカムとして，以下を設定した．
　　1）インプラント体の脱落（アウトカム①）
　　2）インプラント体の動揺（アウトカム②）
　　3）インプラント周囲骨の吸収（アウトカム③）
　　4）インプラント周囲粘膜の障害（アウトカム④）

3. 文献の抽出

　今回の CQ に関して，まず PubMed の検索を行った．Filter による絞り込みに際しては，今回の CQ の性質を考慮して，Clinical Trial を用いて文献の絞り込みを行った．

　PubMed 検索にて採用が適切と判断された文献については，さらに PubMed の Similar article の検討と，当該論文に引用された文献タイトルの吟味を行い，追加の文献の渉猟を行った．

検索式

seq.	terms and strategy	hits
#1	"dental implants" [MeSH Terms] OR ("dental" [All Fields] AND "implants" [All Fields]) OR "dental implants" [All Fields] OR ("dental" [All Fields] AND "implant" [All Fields]) OR "dental implant" [All Fields]	43,826
#2	"diabetes mellitus" [MeSH Terms] OR ("diabetes" [All Fields] AND "mellitus" [All Fields]) OR "diabetes mellitus" [All Fields]	539,095
#3	＃1 AND #2	345
#4	＃1 AND #2 AND (clinical trial [Filter])	17

最終検索日：2021 年 9 月 14 日

解　説

1．パネル会議：推奨の方向と強さを決定

　　CQ 5に対して推奨の方向と強さを決めるにあたり，パネル会議はアウトカム全般のエビデンスの確実性と，患者の価値観などの要因とを総合的に検討した．もしパネルによって推奨の方向や強さが異なった場合は，再度討論し，最終的には無記名投票により2/3以上の支持を得た推奨の方向と強さを，パネル会議の総意として決定した．

1）エビデンスの要約
　①インプラント体の脱落
　　糖尿病患者でやや多い傾向もあるが，非糖尿病患者と有意差認めず．
　②インプラント体の動揺
　　糖尿病患者でやや強い傾向もあるが，非糖尿病患者と有意差認めず．
　③インプラント周囲骨の吸収
　　単一の後ろ向き研究で有意差あり（糖尿病患者で吸収大きい）．
　④インプラント周囲粘膜の障害
　　糖尿病が関連している可能性がある．

2）アウトカム全般に関するエビデンスの確実性はどうか
　無作為比較試験は存在せず，観察研究のみのため，アウトカム全般に関するエビデンスの確実性は「低」であると判断した．

3）患者の価値観や意向はどうか
　欠損補綴としては，インプラント治療以外に，保険診療で，より非侵襲的な補綴治療も存在し選択可能である．コントロール良好な糖尿病患者では，重篤なリスクがあるわけではないが，より安価な手法としては，有床義歯やブリッジなども検討する余地がある．

4）推奨のグレーディング
　患者にとって重大なアウトカムのエビデンスの確実性は「低」である．

5）ガイドラインパネルの投票結果
　すべてのパネルが「コントロール良好な糖尿病を有する患者においては，インプラント治療を弱く推奨する」を支持した．

2．エビデンスとして採用した論文の構造化抄録
　1）Al Zahrani S, Al Mutairi AA :
　　Stability and bone loss around submerged and non-submerged implants in diabetic and non-diabetic patients : a 7-year follow-up.
　　Braz Oral Res, 10 : 32 : e57, 2018.

　　　目　　　　的：2型糖尿病患者と非糖尿病患者のインプラント周囲骨の喪失量を評価する．

研究デザイン：後ろ向きコホート研究

研 究 施 設：King Abdulaziz Medical City, Dental Center, Riyadh, Saudi Arabia.

対　　　　象：サウジアラビア国家警察機構から 2009 年 6 月〜2011 年 1 月の間にリクルート．男性 62 人，女性 8 人．平均年齢 58.6±4.6 歳．70 人の患者に合計 118 本のインプラントを埋入．35 人が 2 型糖尿病患者で 35 人は非糖尿病患者．

主要評価項目：共鳴振動周波数分析（Resonance frequency analysis：RFA, Implant Stability Quotient：ISQ），デンタルエックス線検査によるインプラント周囲歯槽骨喪失量（Peri-Implant Bone Loss）

曝　　　　露：2 型糖尿病患者（平均 HbA1c；8.2%），非糖尿病患者（平均 HbA1c；4.7%）

結　　　　果：ベースライン時と埋入術後 3 か月の平均の RFA 値は，2 型糖尿病患者において有意な差を示した（$p=0.008$）．ベースライン時と埋入術後 3 か月の平均の RFA 値の 2 型糖尿病患者と非糖尿病患者との比較については，有意な差を認めなかった（$p>0.05$）．

　　　　　　インプラント周囲歯槽骨喪失量は，1 年後の評価では 1 回法インプラント，2 回法インプラントの双方ともに 2 型糖尿病患者と非糖尿病患者との間に有意差を生じている．また，2，3，7 年後の評価でも，1 回法のインプラントにおいて 2 型糖尿病患者では有意に大きなインプラント周囲歯槽骨の吸収を呈している．

結　　　　論：2 型糖尿病患者と非糖尿病患者のインプラントを比較すると，1，2，3，7 年後の評価すべてにおいて，糖尿病患者のインプラント周囲歯槽骨吸収が有意に大きかった．

2）Ghiraldini B, Conte A, Casarin RC, Casati MZ, Pimentel SP, Cirano FR, Ribeiro FV：Influence of Glycemic Control on Peri-Implant Bone Healing：12-Month Outcomes of Local Release of Bone-Related Factors and Implant Stabilization in Type 2 Diabetics. Clin Implant Dent Relat Res, 18：801-809, 2016.

目　　　　的：非糖尿病者と，コントロール良好な 2 型糖尿病患者，コントロール不良な 2 型糖尿病患者でインプラントの動揺と骨のマーカーを比較する．

研究デザイン：前向き症例対照研究，評価者はブラインド

研 究 施 設：Paulista Univ , São Paulo, Brazil.

対　　　　象：非糖尿病者 19 人
　　　　　　コントロール良好な糖尿病患者（HbA1c≦8%）16 人
　　　　　　コントロール不良な糖尿病患者（HbA1c>8%）16 人

主要評価項目：術後 3，6，12 か月時点での動揺（Implant Stability Quotient：ISQ）
　　　　　　術後 15 日，3，6，12 か月時点でのインプラント周囲浸出液の TGF-β，FGF, Osteopontin（OPN）, Osteocalcin（OC）, Osteoprotegerin（OPG）の数値

介　　　　入：糖尿病患者と非糖尿病者へのインプラント埋入（糖尿病患者はさらにコントロール不良とコントロール良好に分類）

結　　　　果：非糖尿病患者において，術後 12 か月の OPG と OPN は術後 15 日より有意に高値であった．コントロール不良の糖尿病患者では，術後 12 か月の

OC と TGF-β が術後 15 日，3 か月より有意に低値であった．群間比較では，コントロール不良の糖尿病患者は，非糖尿病患者よりも 12 か月時点での OPN が有意に低値であった．

動揺の ISQ は，非糖尿病患者において，術後 12 か月でベースライン，3 か月よりも有意に高値であったが，コントロールの良否に関わらず糖尿病患者では変化がなかった．群間比較では，有意差を認めなかった．

結　　　論：2 型糖尿病患者の血糖コントロールは，インプラント定着の過程で骨マーカーに負の影響があったが，インプラント体の動揺には影響なかった．

3）Esquivel-Upshaw J, Mehler A, Clark A, Neal D, Gonzaga L, Anusavice K :
Peri-implant complications for posterior endosteal implants.
Clin Oral Implants Res, 26 : 1390-1396, 2015.

目　　　的：1. インプラント周囲歯肉の障害と患者特性（性別，糖尿病，喫煙など）との関連を評価する．
　　　　　　2. インプラント周囲歯肉の障害とインプラント埋入部位，外科テクニック，骨移植やサイナスリフトの状態の関連を評価する．

研究デザイン：メタル-セラミックか，セラミック-セラミックのインプラント支台 3 ユニットブリッジに関する無作為比較臨床試験（糖尿病の有無に関しては観察研究）

研 究 施 設：University of Florida College of Dentistry, USA.

対　　　象：2008 年から 2012 年に UFCD を受診した 21〜75 歳の患者 68 人（男性 29 人，女性 39 人）176 本のインプラント（糖尿病患者 9 人，非糖尿病患者 58 人）
全顎的に歯周ポケット 4 mm 以下で，少なくとも臼歯部 3 歯欠損がある患者
欠損部の対合歯が天然歯で，その他の部位に欠損がないか，補綴済みの状態
インプラントに適切な骨が保たれており，クリアランスも十分にある状態
口腔衛生状態良好で，定期的な通院と 2,625 ドルの支払い可能な患者

主要評価項目：全身既往と，性別，喫煙，糖尿病の状態（HbA1c の値は不明）
術後 6 か月と 1 年ごと 5 年までのリコール時に評価
最大咬合力（測定には gnathodynamometer を使用）
インプラントの脱落，インプラント周囲組織の障害（歯肉退縮など）
補綴装置の破折

介 入 処 置：メタル-セラミックか，セラミック-セラミックのインプラント支台 3 ユニットブリッジ（インプラントは ASTRA TECH，OsseoSpeed，カスタムアバットメントを使用）

結　　　果：平均観察期間は 3.5 年で，セラミック-セラミックのブリッジは 41 本，メタル-セラミックのブリッジは 48 本だった．セラミック-セラミックのうち 6 本で破折を認め，メタル-セラミックのうち 7 本で破折を認めた．3 年間のリコールで，インプラント体の脱落は認めなかったが，11 本でインプラント周囲組織の傷害を認めた．10 本で組織裂開があり，1 本で垂直的な骨吸収を認めた．インプラント埋入の手技（1 回法か 2 回法か）と組織の傷害には有意な関連を認め（$p = 0.005$），2 回法で組織の傷害が多

かった.

骨移植とインプラント周囲組織の傷害に有意な相関は認めなかったが，骨移植が必要ない症例は組織の傷害が少ない傾向があった.

患者特性とインプラント周囲組織の傷害には関連がなかった. 非糖尿病患者 58 人のうち 49 人で組織の傷害なし，9 人で組織の傷害あり. 糖尿病患者 9 人のうち 7 人で組織の傷害なし，2 人で組織の傷害あり.

結　　　論：インプラント埋入部位に対して，追加の骨移植手術が必要なかった症例は組織の傷害が少なかった. 追加の外科処置は慎重に検討すべきである. 糖尿病の有無はインプラントの予後に影響なかった.

4）Morris HF, Ochi S, Winkler S :

Implant survival in patients with type 2 diabetes : placement to 36 months.

Ann Periodontol, 5 : 157-165, 2000.

目　　　的：2 型糖尿病とインプラントの長期予後との関連を調べる.

研究デザイン：後ろ向きコホート

研 究 施 設：Dental Implant Clinical Research Group, VA Medical Center, Ann Arbor, Michigan.

Dental implant clinical research group (DICRG) のデータベースを使用

対　　　象：インプラント治療を希望した患者

顕著なリスクのある患者は除外した（1 型糖尿病患者は除外したが，2 型糖尿病患者は全例除外ではなかった）.

663 人，2,887 本のインプラント埋入のうち，255 本は糖尿病患者で 2,632 本は非糖尿病患者であった.

主要評価項目：インプラント埋入後 3 年時の生存率

曝　　　露：2 型糖尿病の有無

結　　　果：3 年予後では，2 型糖尿病患者群で 255 本の 92.2%（235 本）が生存し，非糖尿病患者群で 2,632 本のうち 93.2%（2,453 本）が生存した.

結　　　論：糖尿病患者はインプラントの生存率が有意に低かったが，その影響はわずかであった.

5）Olson JW, Shernoff AF, Tarlow JL, Colwell JA, Scheetz JP, Bingham SF :

Dental endosseous implant assessments in a type 2 diabetic population : a prospective study.

Int J Oral Maxillofac Implants, 15 : 811-818, 2000.

目　　　的：糖尿病患者でのインプラント治療の 5 年予後を調査する.

研究デザイン：観察研究

研 究 施 設：University of Louisville School of Dentistry, Louisville, Kentucky.

対　　　象：13 か所の退役軍人メディカルセンターでリクルートした 89 人の 2 型糖尿病の無歯顎患者（期間不明）

178 本のインプラント埋入（2 本／人）

全例男性，平均年齢 62.7 歳（40〜78 歳）
上顎は総義歯，下顎はインプラント支持のオーバーデンチャー
糖尿病の罹患期間は平均 8.7±7.5 年（1〜35 年）
HbA1c は正常範囲内

主要評価項目：補綴処置後 3，6，12，18，24，30，36，42，48，54，60 か月で評価
インプラントの動揺度，インプラント周囲炎，歯肉レベル，プロービング
デプス（PD），プラークの有無，歯石の有無，患者満足度

結　　　果：14／89 人（16／178 本）でインプラント脱落．5 本で Stage Ⅱ（Uncovering
時）に脱落，7 本で Stage Ⅱ後の補綴処置前に脱落，4 本で補綴処置後に
脱落．
回帰分析では糖尿病の罹患期間（$p<0.025$）とインプラント体の長さ（$p<0.001$）が有意にインプラントの脱落に影響した．

結　　　論：糖尿病の罹患期間がインプラントの予後に関連しており，より長いインプ
ラント体が必要となる．

6）Kapur KK, Garrett NR, Hamada MO, Roumanas ED, Freymiller E, Han T, Diener RM,
Levin S, Wong WK :
Randomized clinical trial comparing the efficacy of mandibular implant-supported
overdentures and conventional dentures in diabetic patients. Part Ⅲ : comparisons of
patient satisfaction.
J Prosthet Dent, 82 : 416-427, 1999.

目　　　的：糖尿病患者における従来の上下顎総義歯とインプラント支持のオーバー
デンチャーの比較

研究デザイン：症例対照研究

研 究 施 設：UCLA, School of Dentistry, Los Angeles, California.

対　　　象：義歯を使用しているコントロール良好な糖尿病患者 89 人
37 人は上下顎総義歯，52 人は上顎は総義歯で下顎はインプラント支持の
オーバーデンチャー

主要評価項目：旧義歯に対するベースライン時，新製義歯に対する 6 か月，24 か月での
使用感の評価
新製義歯と旧義歯の比較に関する評価

介 入 処 置：義歯新製，インプラント埋入

結　　　果：総義歯でもインプラント支持のオーバーデンチャーでも良好な使用感が
得られた．インプラント支持のオーバーデンチャーでより良好な結果だっ
た．感覚的な咀嚼能力のみ，有意にインプラント支持のオーバーデン
チャーで良好な結果が得られたが，24 か月時点では有意差は消失した．
咀嚼能力と硬いものの咬みやすさでは新製義歯と旧義歯の比較に関する
評価で有意差が得られた．

結　　　論：インプラント支持のオーバーデンチャーは従来型の総義歯と同等の利益
が得られる（インプラントの予後に関する記載なし）．

7）Tawil G, Younan R, Azar P, Sleilati G :

Conventional and advanced implant treatment in the type II diabetic patient : surgical protocol and long-term clinical results.

Int J Oral Maxillofac Implants, 23 : 744-752, 2008.

目　　　　的：2型糖尿病患者でのインプラント治療の予後を調査する.

研究デザイン：症例対照研究

研　究　施　設：Department of Periodontology, St Joseph University, Beirut, Lebanon.

対　　　　象：（期間不明）レバノンの開業医に来院した, インプラント治療を希望した2型糖尿病患者45人（男性33人, 女性12人）, 平均年齢64.7歳で1～12年間のフォローアップを行った.

インプラント体は255本で112本はサイナスリフト症例

HbA1cの平均は7.2%

コントロール群：同時期に来院した非糖尿病者45人（インプラントの手技, 年齢などを合わせるようにリクルート）

主要評価項目：インプラントの脱落, 軟組織障害, プラーク指数（PI）, プロービング時の出血（BOP）

曝　　　　露：糖尿病の有無

結　　　　果：糖尿病患者では7／255本, 非糖尿病患者では2／244本のインプラント体が脱落した. 軟組織障害は糖尿病患者で18／255本, 非糖尿病者で8／244本に認めた. 血糖コントロールの良否（HbA1c 7%未満か7～9%）でインプラント体の脱落に有意差はなかった. PIとBOPは有意に軟組織障害に関連した. 軟組織障害について, 多変量解析を行うと, HbA1cは唯一の関連因子であった.

結　　　　論：HbA1cが平均7.2%にコントロールされている糖尿病患者では, 非糖尿病患者と同程度のインプラントが残存した. PIやBOPが悪いと, 軟組織障害が増加しており, 多変量解析では, HbA1cが関連因子であった.

表1 エビデンスプロファイル

アウトカム	研究 #	研究デザイン	バイアスリスク	対照群症例数	対照群イベント数	(%)	介入群症例数	介入群イベント数	(%)	効果指標	効果指標（値）	95% 信頼区間
インプラント体の脱落	3	無作為比較試験	−1	非糖尿病 58	0	0	糖尿病 9	0	0	オッズ比	6.39	0.42, 97.66
	1	後ろ向きコホート研究	−2	35	0	0	35	1	2.9	オッズ比	2.00	0.19, 21.56
	2	症例対照研究	−2	19	0	0	32	0	0	オッズ比	0.59	0.04, 9.22
インプラント周囲歯肉の障害	3	無作為比較試験	−1	非糖尿病 58	9	15.5	糖尿病 9	2	22.2	オッズ比	1.52	0.31, 7.74

アウトカム	研究 #	研究デザイン	バイアスリスク	対照群症例数	対照群平均値±S.D.	介入群症例数	介入群平均値±S.D.	効果指標	効果指標（値）	95% 信頼区間
インプラント体の動揺（ISQ, 埋入直後）	1	後ろ向きコホート研究	−2	35	77.48±6.0	35	75.75± 6.6	平均値差	1.73	−1.23, 4.69
インプラント体の動揺（ISQ, 埋入直後）	2	症例対照研究	−2	19	79.36±4.60	16	79.77±5.72（Poor）	平均値差	−0.41	−3.89, 3.07
インプラント体の動揺（ISQ, 3か月後）	1	後ろ向きコホート研究	−2	35	79.75± 5.5	35	79.06± 6.0	平均値差	0.69	−2.01, 3.39
インプラント体の動揺（ISQ, 3か月後）	2	症例対照研究	−2	19	80.11±5.51	16	78.33±6.79（Poor）	平均値差	1.78	−2.37, 5.93
インプラント体の動揺（ISQ, 1年後）	2	症例対照研究	−2	19	84.62±4.72	16	82.20±6.83（Poor）	平均値差	2.42	−1.65, 6.49
インプラント周囲骨の吸収（1年後, mm）	1	後ろ向きコホート研究	−2	35	0.23±0.28	35	0.53± 0.55	平均値差	−0.30	−0.50, −0.10
インプラント周囲骨の吸収（2年後, mm）	1	後ろ向きコホート研究	−2	35	0.33±0.46	35	0.74± 0.62	平均値差	−0.41	−0.67, −0.15
インプラント周囲骨の吸収（3年後, mm）	1	後ろ向きコホート研究	−2	35	0.41± 0.57	35	0.91± 0.73	平均値差	−0.50	−0.81, −0.19
インプラント周囲骨の吸収（7年後, mm）	1	後ろ向きコホート研究	−2	35	0.58± 0.70	35	1.1± 0.81	平均値差	−0.52	−0.87, −0.17

表2 フォレストプロット

ISQ 埋入直後

Study or Subgroup	Experimental Mean	SD	Total	Control Mean	SD	Total	Weight	Mean Difference IV, Random, 95%CI
ALzaharani	77.48	6	35	75.75	6.6	35	58.2%	1.73 [−1.23, 4.69]
Ghiraldini	79.36	4.6	19	79.77	5.72	16	41.8%	−0.41 [−3.89, 3.07]
Total (95%CI)			54			51	100.0%	0.83 [−1.42, 3.09]

Heterogeneity：Tau^2=0.00；Chi^2=0.84, df=1 （P=0.36）；I^2=0%
Test for overall effect：Z=0.73 （P=0.47）

Mean Difference IV, Random, 95%CI — Favours [experimental] / Favours [control]

ISQ 3か月後

Study or Subgroup	Experimental Mean	SD	Total	Control Mean	SD	Total	Weight	Mean Difference IV, Random, 95%CI
ALzaharani	79.75	5.5	35	79.06	6	35	70.3%	0.69 [−2.01, 3.39]
Ghiraldini	80.11	5.51	19	78.33	6.79	16	29.7%	1.78 [−2.37, 5.93]
Total (95%CI)			54			51	100.0%	1.01 [−1.25, 3.27]

Heterogeneity：Tau^2=0.00；Chi^2=0.19, df=1 （P=0.67）；I^2=0%
Test for overall effect：Z=0.88 （P=0.38）

Mean Difference IV, Random, 95%CI — Favours [experimental] / Favours [control]

推　奨

CQ 6 糖尿病患者に外科処置を行う際，徹底した抗菌薬投与を行うべきか？

推　奨

> 血糖コントロール良好な糖尿病患者においては，外科治療後の手術部位感染のリスクは健常者と同程度であるため，徹底した抗菌薬投与を選択する必要はない．しかし，血糖コントロール不良な糖尿病患者の外科治療には術前術後の抗菌薬の予防投与を推奨する．
> （エビデンスの確実性：低　推奨の強さ：弱い推奨）

備　考

> 糖尿病患者の外科治療後に徹底した化学療法の必要性を調査した無作為比較試験はない．糖尿病患者の手術時間が長くなる場合は，術中の抗菌薬再投与が手術部位感染の予防に有効である．

1. CQ6 の背景

　糖尿病患者は臨床上，易感染性および創傷治癒の遅延が起こることが知られている．よって糖尿病患者に抜歯あるいは歯周外科手術などの観血的外科処置を行った場合，手術部位の感染リスクは健常者に比べて高いと考えられるが，治療の必要上，観血的外科処置を回避できない状況あるいは選択したほうがよい場合も存在する．よって，糖尿病患者の観血的外科処置時に，より徹底した抗菌薬投与を選択すべきか否かを明確にすることは臨床上重要な問題である．

2. アウトカム（評価項目，指標）の設定

　「CQ 6：糖尿病患者に外科処置を行う際，徹底した抗菌薬投与を行うべきか？」に対するアウトカムとして，以下を設定した．
　1）疼痛の出現（surgical site infection）（アウトカム①）
　2）発赤の出現（アウトカム②）
　3）腫脹の出現（アウトカム③）
　4）創の閉鎖不全（術後感染）（アウトカム④）
　5）CRP の増加（アウトカム⑤）
　6）副作用（アウトカム⑥）

3. 文献の抽出

今回のCQに関して文献検索のデータベースとして，PubMedを用いて検索した．"Periodontal disease"，"Surgery"，"Diabetes Mellitus"，"antibiotics"，"infection" を掛け合わせ関連する論文抽出を行った．"surgical site infection" も掛け合わせに使用した．PubMed検索にて採用が適切と判断された文献については，当該論文に引用された文献タイトルの吟味を行い，追加の文献の渉猟を行った．

検索式

seq.	terms and strategy	hits
#1	"Periodontal disease" [All Fields]	102,431
#2	"Surgery" [All Fields]	5,158,270
#3	"Diabetes Mellitus" [All Fields]	542,706
#4	"antibiotics" [All Fields]	972,915
#5	"infection" [All Fields]	3,733,300
#6	"surgical site infection" [All Fields]	62,740
#7	"C- reactive protein" [All Fields]	90,326
#8	"side effect" [All Fields]	410,917
#9	#1 AND #2 AND #3	458
#10	#1 AND #2 AND #3 AND #4	45
#11	#1 AND #2 AND #3 AND #4 AND #5	32
#12	#1 AND #2 AND #3 AND #4 AND #6	5
#13	#1 AND #2 AND #3 AND #4 AND #5 AND #7	0
#14	#1 AND #2 AND #3 AND #4 AND #5 AND #8	1

最終検索日：2021 年 9 月 1 日

解　説

1. パネル会議：推奨の方向と強さを決定

　CQ6に対して推奨の方向と強さを決めるにあたり，パネル会議はアウトカム全般のエビデンスの確実性と，患者の価値観などの要因とを総合的に検討した.

1) エビデンスの要約

　糖尿病患者に抜歯あるいは歯周外科手術などの観血的外科処置を行う際に通常の抗菌薬投与と徹底した抗菌薬投与を行い，手術部位感染の有無を調べた論文はなかった. 前後比較試験から，糖尿病患者でも糖尿病がコントロールされ，術後抗菌薬の投与を受けていれば，顔面領域へ波及した深部感染を起こすリスクはないと考えられる. 消化器外科領域においては糖尿病患者に手術を行う場合，手術時間が長くなる場合，抗菌薬の術中再投与は手術部位感染の予防のために有効である.

2) アウトカム全般に関するエビデンスの確実性はどうか

　無作為比較試験は存在せず，数少ない観察研究が存在するのみのため，アウトカム全般に関するエビデンスの確実性は「低」であると判断した.

3) 患者の価値観や意向はどうか

　治療後の手術部位感染は術者も患者も回避したいことであるため，抗菌薬を治療の前後に手術部位感染予防として服用することには，多くの患者が望むと考えられた. 薬をできるだけ内服したくない，また抗菌薬にアレルギーがあるといった人は一定数存在するため，その意向に影響されるが，広く一般的に使われている抗菌薬の場合，抵抗は少ないと考えられた.

4) 推奨のグレーディング

　患者にとって重大なアウトカムのエビデンスの確実性は「低」である.

5) ガイドラインパネルの投票結果

　すべてのパネルが「血糖コントロール不良な糖尿病患者の外科治療には術前術後の抗菌薬の予防投与を弱く推奨する.」を支持した.

2. エビデンスとして採用した論文の構造化抄録

1) Yoshii T, Hamamoto Y, Muraoka S, Kohjitani A, Teranobu O, Furudoi S, Komori T :
Incidence of deep fascial space infection after surgical removal of the mandibular third molars.
J Infect Chemother, 7 : 55-57, 2001.

　　目　　　　　的：智歯抜歯の術後深部感染の発生率とその背景因子を明らかにし，術後感染予防に有用と考えられる因子を考察する.
　　研究デザイン：前後比較試験
　　研　究　施　設：兵庫県淡路県立病院
　　対　　　　　象：1993〜1999年に病院に来院した993人（男性575人，女性418人）の智

歯抜歯患者

主要評価項目：顔面領域へ波及した深部感染

介 入 処 置：（1：80,000 アドレナリン含有）2%リドカインの局所麻酔下での従来法による抜歯術後 3 から 4 日の抗菌薬の投与

結　　　　果：8 人に感染が認められた．993 人中に 7 人糖尿病患者が含まれていたが良好にコントロールされていたため感染は認められなかった．

結　　　　論：糖尿病患者でも糖尿病がコントロールされ，術後抗菌薬の投与を受けていれば，顔面領域へ波及した深部感染を起こすリスクはない．

2）Zhang X, Li T, Li Y, He M, Liu YQ, Wang MY, Xin SJ, Zhao Q：

Protective effect of intraoperative re-dose of prophylactic antibiotics on surgical site infection in diabetic patients : a retrospective cohort study.

Ann Transl Med, 7 : 96, 2019.

目　　　　的：糖尿病患者において手術部位感染に対して抗菌薬の術中再投与の効果を明らかにすること

研究デザイン：後ろ向きコホート研究

研 究 施 設：中国医科大学第一病院

対　　　　象：2016 年 1 月から 2017 年 12 月までの間に手術を受けた 18 歳以上の 2 型糖尿病患者 1,840 人

主要評価項目：術後 30 日以内に発症した手術部位感染の有無

介 入 処 置：術中の抗菌薬再投与

結　　　　果：術前の抗菌薬投与患者は 361 人，術前および術中の抗菌薬投与患者は 1,479 人であり，手術部位感染患者は 60 人（術前投与のみ 20 人，術前および術中投与 40 人）であった．手術部位感染の割合は術前投与のみが 5.5%，術前および術中投与が 2.7%であり，術前および術中に抗菌薬投与したグループが術前のみに抗菌薬投与したグループに比べて統計学的に有意に手術部位感染を抑制した．

結　　　　論：糖尿病患者に手術を行う場合，抗菌薬の術中再投与は手術部位感染の予防のために有効である．手術部位感染の可能性を最小限に抑えるために，手術時間が長引く糖尿病患者には術中の抗菌薬再投与を奨励する必要がある．

表 1 エビデンスプロファイル

アウトカム	研究 #	研究デザイン	バイアスリスク	対照群症例数	対照群イベント数	(%)	介入群症例数	介入群イベント数	(%)	効果指標	効果指標（値）	95% 信頼区間
手術部位感染	2	後ろ向きコホート研究	−2	361	20	5.5	1,479	40	2.7	リスク比	0.51	0.29, 0.90

推　奨

CQ7 糖尿病患者の歯周基本治療で抗血栓薬は中止すべきか？

推　奨

> 抗血栓薬を服用する糖尿病患者の歯周基本治療においては，服用の継続を推奨する．
> （エビデンスの確実性：低　推奨の強さ：弱い推奨）

備　考

　『2020年JCSガイドライン フォーカスアップデート版 冠動脈疾患患者における抗血栓療法』の中で抗血栓療法は出血と血栓イベントリスクのバランスを考え，患者ごとの個別対応が重要とされており，パターン化して対応するのではなく，患者ごとのリスク評価に基づいた個別化医療を展開することが求められている[1]．出血および血栓イベントリスクの評価においてはCREDO-Kyotoリスクスコアや DAPT（dual oral antiplatelet therapy：抗血小板薬2剤併用療法）スコアなどが引用されており[1]，糖尿病患者では血栓リスクが高い[2]．出血リスクの高い人の多くは血栓リスクも高く[2]，リスクスコアによる評価だけでは十分でないため[1]，内科に対診した上で慎重に判断することが望ましい．

　抗血栓療法患者の抜歯に関するガイドラインでは歯周組織の炎症，不良肉芽の存在，周囲組織の損傷，体動や舌弄，指弄による局所刺激，術中術後の疼痛や不安による血圧上昇，術後の消炎鎮痛薬や抗菌薬による薬物相互作用など，抜歯における出血の要因について記載されているが，炎症の存在や組織の損傷など内容の多くは歯周基本治療にもあてはまる[3]．急性炎症下では出血リスクが高い．不良肉芽は出血リスクを高めるため[3]，歯肉縁下のスケーリング・ルートプレーニングを行う場合には注意が必要である．

　2020年JCSガイドラインにおいて歯周基本治療を含む歯科治療は，出血リスクが極めて低い，または止血が容易な手術に分類されており，基本的に抗血小板薬および抗凝固薬の中断は行わないことが推奨されている[1]（図1）．

　また治療を行う時期についてPCI（percutaneous coronary intervention：経皮的冠動脈インターベンション）施行後は周術期の血栓および出血を減らすため，待機的手術を計画する際は可能な限り手術を延期することが望まれている[1]．待機的手術は原則としてPCI施行後6か月以降が望ましく，またDAPTが推奨される期間が終了するまで手術の延期が望ましい[1]（図1）．

　多くの非心臓手術において，アスピリンは出血リスクを上回る利益をもたらすため，周術期にも継続することが原則である[1]（図1）．非心臓手術において術前にP2Y12受容体拮抗薬（チカグレロル，クロピドグレル，プラスグレルなど）を休薬して行う場合は，術後24～72時間以内にP2Y12受容体

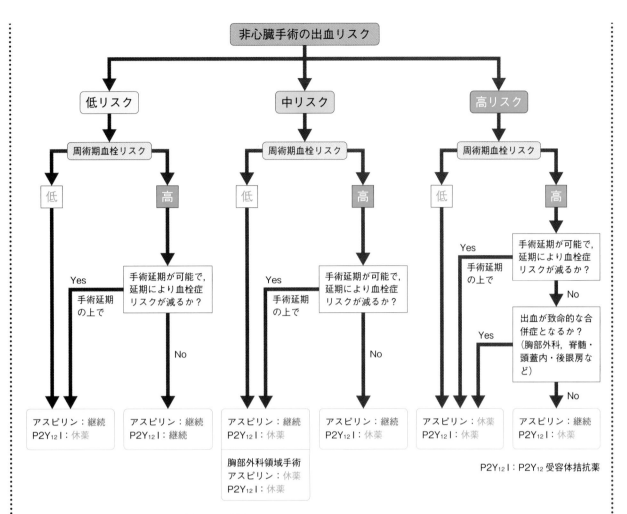

手術の出血リスクに加え，患者の出血リスクも考慮した上で判断する．
「周術期血栓リスク：高」には，推奨される DAPT 期間中の患者も含まれる．その他，血栓リスクに関しては，第 1 章「リスク評価」参照．
消化管内視鏡処置に関しては，日本消化器内視鏡学会等 6 学会合同による「抗血栓薬服用者に対する消化管内視鏡診療ガイドライン（2012 年，2017 年追補）」も参照.

図 1　冠動脈疾患患者における非心臓外科手術施行時の抗血小板薬の休薬（日本循環器学会．2020 年 JCS ガイドライン フォーカスアップデート版　冠動脈疾患患者における抗血栓療法．
https://www.j-circ.or.jp/cms/wp-content/uploads/2020/04/JCS2020_Kimura_Nakamura.pdf. 2022 年 12 月閲覧）

（一般社団法人 日本循環器学会より転載許諾を得て掲載）

拮抗薬を再開するとされている（図 1，2）．
　　抜歯など出血リスクが低く止血が容易な手術では，抗凝固薬は中断しないことが推奨されているが[1]，糖尿病患者における PCI 後の歯周基本治療で重度の出血がみられた例も報告されているので[4]，原則的な対応を踏まえ，抗菌薬および消炎鎮痛薬の投与と服薬指導についても検討した上で慎重に判断することが望ましい[1]．
　　2020 年 JCS ガイドラインにおいて周術期のヘパリン代替療法は原則として推奨されていないが，人工弁置換術などで抗凝固療法の継続が必要とされる患者では周術期のヘパリン代替療法は考慮される可能性があるとされている[1]．また，術後出血が問題となる場合には，術後の血栓塞栓症予防と出血の管理を目的としてヘパリン投与が考慮される可能性がある[1]．周術期の抗血栓薬の安

A. アスピリンを継続する場合

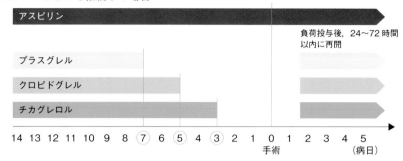

B. アスピリンを休薬する場合

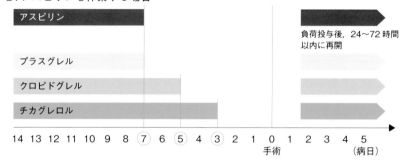

アスピリンは継続を基本とするが，出血リスクが高い手術において，周術期血栓リスクが低い患者や出血が重篤な
状態を引き起こしうる患者などでは，手術の7日前からのアスピリン休薬を考慮する．

図2　待機的手術における抗血小板薬の術前の休薬時期と術後の再開時期（日本循環器学会．2020年
JCS ガイドライン フォーカスアップデート版　冠動脈疾患患者における抗血栓療法.
https://www.j-circ.or.jp/cms/wp-content/uploads/2020/04/JCS 2020_Kimura_Nakamura.pdf.
2022年12月閲覧）　　　　　　　　　　　　　（一般社団法人 日本循環器学会より転載許諾を得て掲載）

易な休薬は血栓・塞栓症を発症するリスクを否定できないため，継続できる場
合は抗血栓薬継続下で観血的医療処置を行い，休薬すべき場合にはヘパリンに
よる代替療法が考慮される[1]．しかしヘパリンによる代替療法を行っても，休
薬に伴う血栓症や塞栓症のリスクを完全に取り除くことは不可能であり，休薬
時は必ず十分な説明に基づく同意文書をとるべきである[3]．またヘパリン投与
でごくまれにヘパリン誘導性血小板減少症が認められるが，歯周炎患者ではそ
のリスクが有意に高いことが報告されていることにも注意が必要である[5]．

１．2020年 JCS ガイドライン フォーカスアップデート版 冠動脈疾患患者における抗血栓療法．
２．Natsuaki M, Morimoto T, Yamaji K, Watanabe H, Yoshikawa Y, Shiomi H, Nakagawa Y, Furukawa Y, Kadota K, Ando K, Akasaka T, Hanaoka KI, Kozuma K, Tanabe K, Morino Y, Muramatsu T, Kimura T ; CREDO-Kyoto PCI/CABG Registry Cohort 2, RESET, and NEXT trial investigators : Prediction of Thrombotic and Bleeding Events After Percutaneous Coronary Intervention : CREDO-Kyoto Thrombotic and Bleeding Risk Scores. J Am Heart Assoc, 7 : e008708. doi : 10.1161/JAHA.118.008708, 2018.
３．日本有病者歯科医療学会，日本口腔外科学会，日本老年歯科医学会編：抗血栓療法患者の抜歯に関するガイドライン 2020年度版．学術社，東京，2020.
４．Elad S, Chackartchi T, Shapira L, Findler M : A critically severe gingival bleeding following non-surgical periodontal treatment in patients medicated with anti-platelet. J Clin Periodontol, 35 : 342-345, 2008.
５．Dhakal B, Kreuziger LB, Rein L, Kleman A, Fraser R, Aster RH, Hari P, Padmanabhan A : Disease burden, complication rates, and health-care costs of heparin-induced thrombocytopenia in the USA : a population-based study. Lancet Haematol, 5 : e 220-e 231, 2018.

1. CQ7 の背景

　　糖尿病患者の歯周基本治療では抗凝固薬を休薬しないと術後出血が止まらない可能性がある（外科的侵襲を伴う歯周治療）.

2. アウトカム（評価項目，指標）の設定

　　「CQ 7：糖尿病患者の歯周基本治療で抗血栓は中止すべきか？」に対するアウトカムとして，以下を設定した.

　　1) 死亡（アウトカム①）
　　2) 出血の持続（アウトカム②）
　　3) 脳梗塞，心筋梗塞の防止（アウトカム③）

3. 文献の抽出

　　今回の CQ に関して，まず PubMed の検索を行った. Filter による絞り込みに際して『糖尿病患者に対する歯周治療ガイドライン（2014 年度版）』ならびに『抗血栓療法患者の抜歯に関するガイドライン（2020 年度版）』を参考に用語を選択した.

検索式

seq.	terms and strategy	hits
#1	"fibrinolytic agents" [All Fields] OR "fibrinolytic agents" [MeSH Terms] OR "Antithrombotic therapy" [Title/Abstract] OR "anticoagulants" [All Fields] OR "anticoagulants" [MeSH Terms] OR "anticoagulants" [Title/Abstract] OR "anticoagulation" [Title/Abstract] OR "Non-vitamin K" [Title/Abstract] OR "Vitamin K" [Title/Abstract] OR "Antiplatelet" [Title/Abstract] OR "anti platelet" [Title/Abstract] OR "platelet aggregation inhibitors" [All Fields] OR "platelet aggregation inhibitors" [MeSH Terms] OR "platelet aggregation inhibitors" [Title/Abstract] OR "DOAC" [Title/Abstract]	460,044
#2	"stroke" [MeSH Terms] OR "stroke" [Title/Abstract] OR "atrialfibrillation" [Title/Abstract] OR "venous thrombosis" [MeSH Terms] OR "venous thrombosis" [Title/Abstract] OR "DVT" [Title/Abstract] OR "pulmonary embolism" [MeSH Terms] OR "coronary disease" [MeSH Terms] OR "coronary disease" [Title/Abstract] OR "stents" [MeSH Terms] OR "stents" [Title/Abstract] OR "renal dialysis" [MeSH Terms] OR "dialysis" [Title/Abstract] OR "peripheral arterial disease" [MeSH Terms] OR "peripheral arterial disease" [Title/Abstract]	904,969
#3	"Acetylsalicylicacid" [Title/Abstract] OR "aspirin" [MeSH Terms] OR "aspirin" [Title/Abstract] OR "ticlopidine" [MeSH Terms] OR "ticlopidine" [Title/Abstract] OR "Ticagrelor" [Supplementary Concept] OR "Ticagrelor" [Title/Abstract] OR "prasugrel" [Title/Abstract] OR "cilostazol" [All Fields] OR "cilostazol" [Title/Abstract] OR "sarpogrelate" [Title/Abstract] OR "warfarin" [MeSH Terms] OR "warfarin" [Title/Abstract] OR "dabigatran" [MeSH Terms] OR "dabigatran" [Title/Abstract] OR "rivaroxaban" [MeSH Terms] OR "rivaroxaban" [Title/Abstract] OR "edoxaban" [Supplementary Concept] OR "edoxaban" [Title/Abstract] OR "heparin" [MeSH Terms] OR "heparin" [Title/Abstract] OR "fondaparinux" [Supplementary Concept] OR "fondaparinux" [Title/Abstract] OR "argatroban" [All Fields] OR "argatroban" [Title/Abstract]	210,043
# 4	"diabetes mellitus" [MeSH Terms]	482,128
# 5	"tooth extraction" [MeSH Terms] OR "dental extraction" [Title/Abstract] OR "tooth extraction" [Title/Abstract] OR "tooth removal" [Title/Abstract] OR "periodontal debridement" [MeSH Terms] OR "root planing" [MeSH Terms] OR "dental scaling" [MeSH Terms] OR "root surface instrumentation" [Title/Abstract] OR "initial preparation" [Title/Abstract]	28,995
#6	#1 OR #2 OR #3	1,313,537
#7	#4 AND #6	38,939
#8	#5 AND #7	20

最終検索日：2022 年 5 月 29 日

解 説

1. パネル会議：推奨の方向と強さを決定

1）エビデンスの要約

　CQ の選択にあたってはワーファリンの他に直接経口抗凝固薬（DOAC）の使用が増加していること，またガイドラインとして抗凝固薬に加えて抗血小板薬も加えたほうがよいという判断から，改訂版ではワーファリンに限局することなく抗血栓薬は中止すべきかという CQ が選択された．検索式については第 2 版の検索式および『抗血栓療法患者の抜歯に関するガイドライン（2020 年度版）』の検索式を参考に検索を行ったが，第 2 版と同様に十分な臨床研究は得られなかった．推奨文の作成にあたっては，検索された文献に加えて『抗血栓療法患者の抜歯に関するガイドライン（2020 年度版）』および『2020 年 JCS ガイドライン フォーカスアップデート版 冠動脈疾患患者における抗血栓療法』および症例報告などを参照して作成した．

2）アウトカム全般に関するエビデンスの確実性はどうか

　アウトカム全般に関するエビデンスの確実性に関しては関連ガイドラインと同様に，歯周基本治療においては，服用の継続が推奨されるが，直接的なエビデンスとなる論文は少ないため，エビデンスとしての確実性は低いと考えられる．本 CQ に関しては画一的な対応ではなく個々の症例に対して個別の評価が必要であることに注意が必要である．

3）患者の価値観や意向はどうか

　糖尿病患者の歯周基本治療においては基本的に抗血小板薬および抗凝固薬の中断は行わないことが推奨されるが，患者によっては PCI 施行や DAPT などの内容について歯科で申告する必要はないと自己判断している場合や，歯科治療を強く恐れている場合など多様な価値観や意向が治療に影響する可能性があり，患者ごとの個別対応が重要である．

4）推奨のグレーディング

　患者にとって重大なアウトカムのエビデンスの確実性は「低」である．

5）ガイドラインパネルの投票結果

　パネル会議で専門家の意見を聞くことが満場一致で決まったため，循環器学会に意見を求めた．特に修正はないという回答であった．

2. エビデンスとして採用した論文の構造化抄録

1）Cocero N, Mozzati M, Ambrogio M, Bisi M, Morello M, Bergamasco L :
Bleeding rate during oral surgery of oral anticoagulant therapy patients with associated systemic pathologic entities : a prospective study of more than 500 extractions.
J Oral Maxillofac Surg, 72 : 858-867, 2014.

　　目　　　　的：併存疾患を有する経口抗凝固療法を受けている患者の抜歯後の出血を評価する．
　　研究デザイン：前向きコホート
　　研　究　施　設：Dental School, University of Torino

対　　　　象：抜歯を必要とする経口抗凝固療法患者（Oral Anticoagulant Therapy：
　　　　　　　OAT）500 人．International Normalized Ratio（INR）3.0 以上をヘパリ
　　　　　　　ンに切り替え対照群とした．
主要評価項目：再処置を必要とする出血および血腫を，INR，OAT の理由，合併症の種
　　　　　　　類と関連させて比較した．
曝　　　　露：INR 3.0 以上でヘパリンに変更した群，生体心臓弁群，人工心臓弁群，そ
　　　　　　　の他心臓血管疾患群の 4 群に分けた．
結　　　　果：ヘパリンに切り替えた患者では再処置を必要とする出血および血腫はみ
　　　　　　　られなかった．
　　　　　　　併存疾患のない患者では抜歯の成功率は 99.7％であったが，併存疾患の
　　　　　　　ある患者では成功率が有意に低かった（81.3％, $p<0.001$）．併存疾患のう
　　　　　　　ち出血の頻度は糖尿病（31％）で最も高く，次いで肝疾患（15％），腎不全
　　　　　　　（11％）であった．
結　　　　論：併存疾患のある経口抗凝固療法患者では INR の安全域を狭くするかヘパ
　　　　　　　リンへの変更が望ましい．

推　奨

CQ 8　糖尿病患者に SPT を行う際，慢性歯周炎の再発・進行を防ぐために治療間隔は短くするべきか？

推　奨

糖尿病は SPT 期にあっても歯周病に対する疾患感受性が高いと考えられるため，糖尿病患者に SPT を行う治療間隔は年 4 回よりも短くすることが推奨される．
（エビデンスの確実性：中　推奨の強さ：強い推奨）

備　考

糖尿病患者の SPT 間隔について調査した研究は見当たらなかったが，糖尿病は歯周病のリスクファクターであり，糖尿病のコントロールがなされていないと SPT 期間中において歯の喪失やプロービングデプス（PD）が悪化することが 3 つの論文で示唆されている．これらの報告から，SPT 期にはリスクファクターから歯周炎再発の可能性を推測し，SPT 間隔を調整することが提唱されている．さらに，前向きコホートの研究報告により，通常の年 4 回（3 か月間隔）よりも短い間隔で SPT を行うことが推奨される．

1．CQ8 の背景

　糖尿病患者は歯周炎に対するハイリスク集団と捉えられている．したがって動的歯周治療後の SPT 期においても厳格な管理を要するものと考えられる．歯周病の再発を防ぐために非糖尿病患者よりも SPT 間隔を短くするべきかどうかについての指針が必要とされる．

2．アウトカム（評価項目，指標）の設定

　「CQ 8：糖尿病患者に SPT を行う際，慢性歯周炎の再発・進行を防ぐために治療間隔は短くするべきか？」に対するアウトカムとして，以下を設定した．
　　1）歯周病の再発（アウトカム①）
　　2）PD の増加（アウトカム②）
　　3）Bleeding on probing の増大（アウトカム③）
　　4）Clinical attachment level の増加（アウトカム④）
　　5）歯周炎症表面積（PISA）の増加（アウトカム⑤）
　　6）喪失歯数の増加（アウトカム⑥）
　　7）排膿の増加（アウトカム⑦）
　　8）根分岐部病変の増加（アウトカム⑧）
　　9）歯槽骨吸収の増加（アウトカム⑨）
　　10）歯の動揺の増加（アウトカム⑩）

3. 文献の抽出

　　糖尿病を有する歯周病患者の SPT 期において，SPT を行う間隔が歯周病の再発に影響するかどうか，PubMed で検索した．用いた検索ストラテジーは，"diabetes" [MeSH Terms] と "periodontal disease" [MeSH Terms] と "SPT" OR "supportive" OR "maintenance" を含むものを検索した．これをさらに "clinical trials" [MeSH Terms] や歯周炎症状のキーワードで絞り込んだ文献には適合したものが存在しなかった．次に "epidemiologic study" [MeSH Terms] で絞り込んだところ，434 件が抽出された．これらの論文をスクリーニングし，SPT の間隔と歯周病の再発に関連するものを収集した．次いで，抽出された文献に関連した比較研究についても検索し収集した．

検索式

seq.	terms and strategy	hits
#1	((diabetes [MeSH Terms]) AND (periodontal disease [MeSH Terms])) AND (((SPT) OR (supportive)) OR (maintenance))	1,058
#2	#1 AND (clinical trials [MeSH Terms])	12
#3	#1 AND (epidemiologic study [MeSH Terms])	434
#4	#3 AND (pocket depth [All Fields])	98
#5	#3 AND (BOP [All Fields])	36
#6	#3 AND (CAL [All Fields])	34
#7	#3 AND (PISA [All Fields])	4
#8	#3 AND (pus discharge [All Fields])	0
#9	#3 AND (furcation involvement [All Fields])	1
#10	#3 AND (bone resorption [All Fields])	57
#11	#3 AND (tooth mobility [All Fields])	4

最終検索日：2021 年 9 月 1 日

解　説

1．パネル会議：推奨の方向と強さを決定

　　CQ 8 に対して推奨の方向と強さを決めるにあたり，パネル会議はアウトカム全般のエビデンスの確実性と，患者の価値観などの要因とを総合的に検討した．もしパネルによって推奨の方向や強さが異なった場合は，再度討論し，最終的には無記名投票により 2／3 以上の支持を得た推奨の方向と強さを，パネル会議の総意として決定した．

1）エビデンスの要約
　①歯周病の再発
　　糖尿病患者の SPT 期間中で多い傾向がある．
　② PD の増加
　　糖尿病患者の SPT 期間中で強い傾向がある．
　③喪失歯数の増加
　　糖尿病患者の SPT 期間中で強い傾向がある．

2）アウトカム全般に関するエビデンスの確実性はどうか
　糖尿病患者の SPT 間隔について調査した研究は見当たらなかった．抽出文献中に無作為比較試験は存在せず，すべてが観察研究のみである中に，前向きコホート研究が 2 件あったため，アウトカム全般に関するエビデンスの確実性は「中」であると判断した．

3）患者の価値観や意向はどうか
　日本において SPT は保険診療であり自己負担分が安価で受診でき，患者も継続的な口腔清掃を希望するケースが多いため，SPT 間隔を短くすることに対するデメリットがメリットを上回ることはないと考えられる．

4）推奨のグレーディング
　患者にとって重大なアウトカムのエビデンスの確実性は「中」である．

5）ガイドラインパネルの投票結果
　「強い推奨」と「弱い推奨」で投票を行ったが，2 度の投票でも 2／3 以上の支持を獲得できなかったため，最終的に CQ 担当者の臨床経験的側面からの決定により，「糖尿病患者に SPT を行う際，慢性歯周炎の再発・進行を防ぐために治療間隔は短くすることを強く推奨する」を支持することとした．

2．エビデンスとして採用した論文の構造化抄録

1）Rahim-Wöstefeld S, Kronsteiner D, ElSayed S, ElSayed N, Eickholz P, Pretzl B：
Development of a prognostic tool：based on risk factors for tooth loss after active periodontal therapy.
Clin Oral Investig, 26：813-822, 2022.

　　　目　　　的：歯周治療開始時に歯周炎患者の長期的な歯の維持を推測するための予後

ツールを開発する.

研究デザイン：記述的研究（症例集積）

研 究 施 設：ドイツ　ハイデルベルグ大学病院

対　　　　象：約 10 年前に歯周基本治療を終了した歯周病患者 110 人

主要評価項目：喪失歯数

結　　　　果：歯の喪失に関連したリスクファクターとして，支台歯，糖尿病，歯槽骨吸収，根分岐部病変，年齢があげられた. 10 年後の歯の喪失率に関して，糖尿病群では 5.7％（6 / 105 本），非糖尿病群で 2.2％（28 / 1,279 本）であった.

結　　　　論：この定量的予後モデルは，歯周炎患者の治療計画を確立する際に，データ主導の意思決定をサポートする.

2 ）Tervonen T, Oliver RC :

Long-term control of diabetes mellitus and periodontitis.

J Clin Periodontol, 20 : 431-435, 1993.

目　　　　的：長期管理中の 1 型，2 型糖尿病患者の歯周炎との関連を評価する.

研究デザイン：横断研究

研 究 施 設：ミネソタ大学病院，ヘネピン郡医療センター

対　　　　象：20〜70 歳の糖尿病患者 75 人

主要評価項目：PD

結　　　　果：すべての患者において，歯石のない部分で 4 mm 以上の PD を示したのは 2％未満であった. 歯石のある群でコントロールの良好な糖尿病患者では，歯周ポケット 4 mm 以上の割合は 6％であったが，コントロールの不良な糖尿病患者では 16％に増加した.

結　　　　論：メインテナンス中においては，糖尿病を有する歯周病患者にとってモチベーション維持や指導に加えて歯石除去が特に重要である.

3 ）Kato T, Fujiwara N, Ogawa T, Numabe Y :

Risk factors for tooth loss with a mean follow-up period of 13.9 years in supportive periodontal therapy patients.

BMC Oral Health, 21 : 202, doi : 10.1186/s12903-021-01573-5, 2021.

目　　　　的：歯の喪失に関与するリスクファクターのハザード比を評価する.

研究デザイン：後ろ向きコホート

研 究 施 設：日本の一般歯科医院

対　　　　象：10 年間にわたって SPT を継続した患者 297 人

主要評価項目：喪失歯数

結　　　　果：297 人の患者で合計 7,584 本の歯を評価した. 歯髄の失活が歯の喪失の最も重要な予測因子であり（ハザード比 3.31），糖尿病のハザード比は 2.244 であった.

結　　　　論：失活歯と同様に糖尿病の有無も歯の喪失に有意な関連があった.

4）Costa FO, Cota LO, Lages EJ, Lima Oliveira AP, Cortelli SC, Cortelli JR, Lorentz TC, Costa JE :
Periodontal risk assessment model in a sample of regular and irregular compliers under maintenance therapy : a 3-year prospective study.
J Periodontol, 83 : 292-300, 2012.

目　　　　　的：SPT 期の歯周炎患者において，リスク評価と歯周病の再発の関連を調べる．
研究デザイン：前向きコホート研究
研 究 施 設：ブラジル，ベロオリゾンテの歯科医院
対　　　　　象：164 人（平均来院間隔 3.3 か月 75 人，平均来院間隔 8.1 か月 89 人）
主要評価項目：歯周炎の再発〔PD，クリニカルアタッチメントレベル（CAL），プロービング時の出血（BOP），分岐部病変，歯槽骨吸収〕と喪失歯数
結　　　　　果：歯周治療終了後 3 年間の SPT を実施した．歯周組織の状態，喫煙，全身状態をリスクファクターとして解析された．平均リコール間隔が 3.3 か月と 8.1 か月の群で比較しており，8.1 か月間隔群では 3.3 か月間隔群に比べ，歯周炎再発のオッズ比は 2.35 で，歯の喪失に関しては 1.64 であった．さらに，糖尿病患者に限定しても，歯周炎の再発（オッズ比 1.7），歯の喪失（オッズ比 1.9）がより多く観察された．
結　　　　　論：SPT 期間の長さと糖尿病の有無は歯周炎の再発と歯の喪失に関連していた．

5）Costa FO, Lages EJ, Cota LO, Lorentz TC, Soares RV, Cortelli JR :
Tooth loss in individuals under periodontal maintenance therapy : 5-year prospective study.
J Periodontal Res, 49 : 121-128, 2014.

目　　　　　的：5 年間 SPT における歯の喪失の発生率，根本的な理由，およびリスク予測因子の影響を評価する．
研究デザイン：前向きコホート研究
研 究 施 設：ブラジルの歯科医院
対　　　　　象：SPT 期間中の慢性歯周炎患者 212 人（6 か月リコール間隔の患者 96 人，18 か月リコール間隔の患者 116 人）
主要評価項目：喪失歯数
結　　　　　果：歯の喪失は SPT 18 か月リコールの患者（0.36 本 / 年）と比較して，SPT 6 か月リコールの患者（0.12 本 / 年）では有意に低かった（オッズ比 3.13）．その他にも，糖尿病（オッズ比 2.73），喫煙（オッズ比 4.22）は歯の喪失に強く関連するリスクファクターであることが示された．
結　　　　　論：SPT 期間の長さと糖尿病の有無は歯の喪失に関連していた．

糖尿病患者に対する
歯周治療ガイドライン 改訂第3版 2023　　　ISBN 978-4-263-45672-9

2023 年 6 月 25 日　第 1 版第 1 刷発行

編　集　特定非営利活動法人
　　　　日本歯周病学会

発行者　白　石　泰　夫

発行所　**医歯薬出版株式会社**

〒 113-8612　東京都文京区本駒込 1-7-10
TEL.　(03) 5395-7638 (編集)・7630 (販売)
FAX.　(03) 5395-7639 (編集)・7633 (販売)
https://www.ishiyaku.co.jp/
郵便振替番号 00190-5-13816

乱丁, 落丁の際はお取り替えいたします　　　　印刷・永和印刷／製本・皆川製本所